# 自律神経を整える「医者の自分ごはん」

## 超実践版

講談社ビーシー／講談社

# はじめに

「自律神経の乱れです」

この言葉は医者にとって、とても便利な逃げ道です。

頭が重い、めまいがする、肩がこる、腰が痛い、だるい、イライラする……といった、なんとなくの不調、いわゆる不定愁訴《ふていしゅうそ》に悩んでいる患者さんから、「この不調はいったいどこからくるのでしょう?」と聞かれ、いくつかの検査をしても、「これが原因です」と言える明確な異常が見つからない。そういうときに医者がよく使うのが、自律神経という言葉なのです。

「逃げ道」というと、聞こえが悪いかもしれません。でも、「交感神経」と「副交感神経」という2系統で成り立つ自律神経のバランスが乱れていると、体にも心にもいろいろな不調が現われます。だからこそ、病気ではないけれど不調があるという患者さんに対して、医者は自律神経の乱れを疑うのです。

## 変えたのは食事

私自身、いま振り返ると、30代の頃は自律神経が乱れっぱなしでした。妻とともに開業し、３人の子どもたちの子育てに追われていて、生活は不規則で睡眠時間も短く、ちょっとしたことで疲れ、イライラし、なんとなくやる気が出ない日々が続いていました。ありがたいことに多くの患者さんに来ていただいていましたが、朝、カーテンを開けて患者さんが並んでいるのを見ては、「なんでこんなに来るんだろう」と思ってしまうほど、モチベーションが下がっていたのです。

体調も悪く、見た目もすっかりオジサンになっていました。いまでこそ、お世辞も含めて「お若いですね」と言っていただけることが多いのですが、当時はメタボ体型で（いまより10キロ以上太っていました）、まだ30代にもかかわらず、すっかりオジサン化していたのです。

「このままではいけない！」と思い、自分の心身の状態をよくするためにまず行ったのが、食事の見直しでした。常に疲れやイライラを抱え、自律神経が乱れっぱなしだった30代の頃の食事は、こんな感じだったのです。

朝は旅館の朝食並みに食べたいものをたくさん食べて、昼は外来が忙しいので食事抜き。その反動で夕食時にはすっかりお腹が空いているので、ビールを飲みながらたらふく食べて……というような状況でした。

仕事の会食も含めて、外食も多く、当時は健康のことなんてあまり意識せずにメニューを選んでいたのです。そういえば、いまではほとんど行かなくなったラーメン屋では、スープまですべて完食していました。

そんな生活を改めて、食べすぎをやめ、そのためにも昼食を抜かずに1日3食規則正しく食べて、食べるものをちゃんと選んで、食事を正していったら、それまでに感じていた不調やイライラは次第に解消されていきました。

いまは、1日100人前後の患者さんを診て、夕方から雑誌の取材やテレビ・ラジオの打ち合わせをして、夜には本の原稿を書くといった1日をすごすことが多く、相変わらず睡眠時間は短いままです。それでも、休日には趣味のゴルフを楽しんだり、地方での講演会に演者として出かけたりして気分転換をはかりながら、それほど疲れを感じることなく、心穏やかな充実した毎日をすごせています。

## 食の乱れは、自律神経の乱れ

食事の乱れは生活習慣の乱れ、生活習慣の乱れは自律神経の乱れにつながります。自分自身の経験からも、食生活が乱れているときには、生活全般が乱れていて、体内のバランスもすべて乱れているように感じます。

自分が食生活を見直して体調がよくなった経験があるので、患者さんたちにもよく食事のアドバイスをします。その人が普段どんな食生活をしているのかをお聞きしたうえで改善点を見つけていくのですが、そのときに気をつけているのが「○○はよくないから、やめてください」という言い方はなるべくしないこと。

「○○はやめてください」と言うと、ほとんどの患者さんが「食べるものがなくなる」とおっしゃるのです。だから、「○○を△△に置きかえてみて」と、具体的にアドバイスするようにしています。そうすると取り組みやすいようで、ちゃんと守っていただけます。

ですから、この本でも「こういう食事はやめましょう」というアドバイスではなく、「こういうときにはこういうものを食べましょう」と、なるべく前向きに、代替案も提示することを心がけました。

第一章では、「自律神経の乱れがどんな不調を引き起こすのか」「なにが自律神経を乱れさせるのか」を、第二章では、食事から自律神経を整える方法について。第三章、第四章は実践編として、シーン別・悩み別のアドバイスをまとめています。そして、第五章は、食事に香りを取り入れて自律神経を整える方法について書きました。

自律神経のバランスが整っているとき、私たちの呼吸は自然にゆっくりしたリズムになります。逆に、ゆっくりとした呼吸を心がけると、自律神経をリラックスした状態にもっていくことができます。

鼻から息を吸って、その2倍の時間をかけてゆっくり吐き出してください。

呼吸をゆっくりすると、心もゆったりとして体の緊張もほどけていくような感じがしませんか？

このとき、自律神経のバランスも整っています。

この〝ゆったりとした呼吸〟を、食に置きかえてみましょう。

食も、「なにを食べるか」「いつ食べるか」「どう食べるか」によって、自律神経のバランスを乱すこともあれば、整えることもできます。

食事は毎日のことですから、せっかくなら〝自律神経が整う食事〟をしましょう！

# もくじ

## 第四章　悩み別・おすすめ食材とレシピ

## 第五章　自律神経を整える「香り」……177

# 第一章

# 自律神経をコントロールするものは

# 自律神経は、全身の運転手

私たちの体には、約37兆個の細胞があると言われています。そのひとつひとつの細胞に酸素と栄養を送り、すべての細胞がイキイキと活動できるように支えているのが、全身にくまなく張り巡らされた血管ですが、その血管を開いたり閉じたりして血液の流れをコントロールしているのが、自律神経です。

すでに何度も「自律神経」という言葉を使っていますが、ここで改めて自律神経とはどういうものなのか、説明しましょう。

自律神経は、血管をはじめ、心臓や胃、腸、腎臓などの全身の臓器の働きを24時間休むことなくコントロールしている神経です。自分の意志とは関係なく、無意識のうちに働くことから、不随意神経《ふずいいしんけい》とも言われます。

車にアクセルとブレーキがあるように、自律神経にも、アクセル役の「交感神経」

と、ブレーキ役の「副交感神経」の2系統があります。

・体をアクティブな状態にするのが交感神経
・体をリラックスした状態にするのが副交感神経

そう捉えていただければいいでしょう。

アクセル役の交感神経のほうが優位になると、体はシャキッとしてアクティブモードに。まわりをよく見るために瞳孔が開き、心臓はドキドキと心拍数を上げてとっさの出来事に対応できるような体制を作ります。一方で、胃腸の消化活動や排尿・排便は抑えられます。

活発に活動しているときには、消化や排泄をしている場合ではありませんよね。だから、交感神経が優位になっているアクティブモードでは、胃腸の動きは抑えられ、膀胱の筋肉はゆるんで尿を蓄えるほうに変わり、肛門の筋肉は締まって便を出さないように働くのです。

## 交感神経と副交感神経の働き

| 交感神経が<br>優位になると | | 副交感神経が<br>優位になると |
|---|---|---|
| 興奮する | **脳** | リラックスする |
| 開く | **瞳** | 縮小する |
| 減る | **唾液** | 増える |
| 広がる | **気管** | 狭くなる |
| 心拍数が増える | **心臓** | 心拍数が減る |
| 上がる | **血圧** | 下がる |
| 悪くなる | **血行** | よくなる |
| 動きが減る | **胃腸** | 動く |
| 増える | **汗** | 減る |
| 尿や便をためる | **膀胱・肛門** | 尿や便を出す |

逆に、ブレーキ役の副交感神経が優位になると、体はリラックスモードに変わるので、呼吸は深まり、心臓の拍動はゆっくりになる一方、胃腸が活発に動き、排尿や排便も起こりやすくなります。

このように、交感神経と副交感神経は、それぞれの臓器や器官に相反する働きかけをします。だから、どちらか一方ではダメなのです。両方が高いレベルで機能しつつ、両者がうまくバランスを取っていることが大事。そうやって全身の臓器をコントロールし、呼吸や血流、消化、代謝、体温調節といった生きるために不可欠な機能を保っています。

自律神経は、いわば全身の運転手のような存在。ブレーキとアクセルをうまく使って車を運転するように、自律神経は、交感神経と副交感神経という相反する2つをバランスよく使って全身が健全に働くように調節しているのです。

# 自律神経の乱れは、全身の不調を呼ぶ

交感神経と副交感神経のバランスは、1日のなかでも変動しています。

ざっくり言えば、昼間に活動が高まるのが交感神経、夜に活動が高まるのが副交感神経です。そのため、交感神経は「昼の神経」、副交感神経は「夜の神経」と呼ばれます。

寝ている間は副交感神経が優位になっていますが、朝、目覚める少し前から交感神経の活動が高まりはじめ、起床後の1、2時間でグッと上がっていきます。日中にかけて交感神経がやや優位なアクティブモードが続き、夕方から夜にかけて副交感神経が活発に。そして、副交感神経優位のリラックスモードに切り替わっていきます。

交感神経も副交感神経も両方がしっかり働きながら、日中は交感神経がやや優位な状態に、夜間は副交感神経がやや優位な状態に、自然に切り替わっていくのが理想的な動きです。

ところが、どちらか一方、あるいは両方の働きが弱まったり、バランスが崩れたりすると、自律神経は全身の機能をコントロールしているだけに、全身にいろいろな不調を引き起こしてしまいます。運転手（自律神経）がバランスを崩すと、車（体）は迷走してしまうのです。

・頭痛、頭が重い、めまい、耳鳴り
・まぶたのけいれん、口が渇く、喉の不快感
・肩こり、腰痛
・動悸、呼吸困難感
・食欲不振、胸焼け、腹部膨満感
・便秘・下痢、頻尿、残尿感、生理不順、性欲減退
・全身のだるさ、倦怠感、微熱、疲労感、冷え、多汗
・イライラ、不安感、感情の起伏が激しい、抑うつ

ざっと挙げただけでも、これだけのありとあらゆる不調が起こり得ます。

ですから、「はじめに」で書いたように、検査をしても病気が見つからない、原因が見つからない不調があると、「自律神経の乱れですね」と医者は言うのです。

みなさんも、病気というわけではないけれど、なんとなくスッキリしない、こうした不調を感じたら、自律神経のことを思いやってください。

## 血管事故の裏にも自律神経の乱れあり

心筋梗塞や脳梗塞、脳出血など、心臓や脳の血管が詰まったり切れたりする病気のことを「血管事故」と言い、突然死の多くが血管事故によるものです。冬の寒い夜にトイレに行ったら脳出血を起こしたとか、寝ている間に心筋梗塞を起こして亡くなった……など、もしかしたらみなさんのまわりにもいらっしゃるかもしれません。

こうした血管事故にも、自律神経が大いにかかわっています。

自律神経は全身の運転手だ、と先ほど紹介しましたが、血管にとってもまさに運転手なのです。

自律神経がアクセルを踏む（交感神経の活動を高める）と、血管がギューッと縮んで血液の流れが悪くなります。同時に、心臓のアクセルも踏まれて、心臓が強く激しく打つようになります。そうすると、狭くなった通り道に、勢いよく送り出された血液が通るので、血圧が上がるのです。

それだけではありません。血管のなかにも大きな変化が起こっています。血小板という、血液の成分のひとつで、出血したときに血を止める役割をもつ〝糊〟のような存在が、交感神経が緊張すると変化するのです。血小板は、ふだんは丸いのですが、交感神経が緊張すると金平糖のようなトゲトゲに変わり、お互いにくっつきやすくなります。

つまり、アクセル役の交感神経が活発になっているときには、血管が収縮しているだけではなく、血液も固まりやすい状態になっているということ。そのダブルの理由で、血液の流れが悪くなります。

だから、疲れて寝不足のなか、早朝からゴルフに出かけたり、寒い朝にジョギングをしたりすると、血管事故が起こりやすいのですね。ちなみに、ゴルフでは、思わず力が入るスタートホールでの第一打目や最後のパットを決めるグリーン上で血管事故が多発しています。緊張感が高まるとともに交感神経も緊張を増し、血管事故を引き起こしてしまっているのです。

また、朝は、副交感神経優位から交感神経優位に切り替わる時間帯でもあります。自律神経のバランスが不安定になりやすい時間帯なので、ただでさえ血管事故が多いのです。実際、脳卒中や心筋梗塞の発症は、起きてから1時間以内に集中しています。

私は、専門が循環器（心臓と血管）なので、動脈硬化や高血圧の治療など、血管を若返らせるような治療を行うことが多いのですが、そうすると見た目も若返ります。全身の細胞に酸素と栄養を送っているのが血管なので、その血管が若返ると、肌への血流もよくなり、てきめんに肌の状態がよくなるのです。

何人もの患者さんを診させていただくうちに、血管の老化と見た目の老化は密接に関連していると確信するようになりました。そして、肌がきれいになると、心まで明るくなるものです。とくに女性の方は、肌の状態に敏感です。肌の状態がよくなると、とっても嬉しそうなご様子で、服装まで明るくなる方が多いですね。

そんな患者さん方を見ていると、血管を若返らせることが心の安定にもつながり、心が安定してリラックスすると副交感神経が高まる。そうすると、まわりまわって自律神経を整えることにもつながるのではないかと感じます。

## 腸と自律神経はお互いさま

腸も、自律神経と密にかかわっている臓器です。

まず、腸の動きをコントロールしているのも自律神経なので、自律神経の働きやバランスが悪くなると腸の働きも悪くなります。このことはイメージしやすいのではないでしょうか。

たとえば、自律神経のバランスが崩れて交感神経ばかり活発になると、胃腸の動きはピタッと止まってしまうので、腸のぜん動運動が正しく行われず、便秘がちになります。また、ストレスは自律神経を乱れさせて腸を激しく収縮させたり、痛みを感じやすくさせたりもします。その結果、下痢や腹痛が生じるようになります。疲れているとき、ストレスが溜まっているときなど、思い当たる人もいると思います。

逆も然りです。自律神経のバランスがよくなると、腸の働きもよくなります。こうしたことは、以前から言われていました。

さらに最近では、腸の状態が自律神経に影響するとも言われています。つまり、腸内環境が悪くなると自律神経にも影響し、ストレスに弱くなるという研究結果が出ているのです。

たとえば、無菌マウスと通常のマウス（通常の腸内細菌叢《そう》をもっているマウス）を比べると、無菌マウスのほうがストレスに過敏に反応します。そして、無菌マウスにビフィズス菌を与えて腸内環境を改善してあげると、不安行動がおさまるそうです。

なぜ腸内環境が悪くなると、自律神経も悪くなるのでしょうか？

その理由のひとつに、〝幸せホルモン〟と呼ばれる「セロトニン」や「ドーパミン」の存在があります。セロトニンもドーパミンも脳内で働く神経伝達物質です。セロトニンには心を安定させて気持ちをリラックスさせる作用が、ドーパミンには喜びを高めてやる気や意欲を引き出す作用があります。セロトニンやドーパミンが減ると、心が不安定になったり、やる気が出なかったりするわけです。

セロトニンやドーパミンをはじめとした神経伝達物質の多くが腸で作られるので、腸の状態は脳の状態、心の状態に直結します。だからこそ、「腸は第二の脳」と言われるのです。

腸内環境が乱れていると、幸せホルモンの分泌が減って、その結果、ストレスに弱くなり、自律神経が乱れる。このように、腸と自律神経はお互いに影響を与え合っています。

## 自律神経と腸と血管は運命共同体⁉

さらに言えば、腸と血管と自律神経も相互にリンクしています。自律神経が乱れると、血流も腸内環境も悪くなることは、もうわかっていただけたでしょう。さらに腸と血管もお互いに影響し合っています。

口から摂った栄養は、腸の壁から吸収されて血液のなかへと運ばれていきます。しかし腸内環境が悪ければ、どんなに体にいいものを食べても、腸でうまく分解・吸収できずに、効率よく血管には入ってきません。それだけではなく、腸内環境が悪くなると、体内で病気を引き起こすきっかけとなるような好ましくない成分まで血管に流れ込んでくるようになります。

本来は、腸の壁をびっしり覆っている「上皮細胞」が、「悪いものの侵入は防ぎ、いいものは通す」という取捨選択をしていますが、腸内環境が乱れると、その取捨選択が甘くなってしまうのです。腸のコンディション次第で、血管に送られてくるものが変わってしまうわけです。

一方で、腸に酸素と栄養を送っているのは血管なので、血管が腸のコンディションを支えているという面もあります。あまりイメージがないかもしれませんが、腸は小腸と大腸を合わせて7~9メートルもある臓器で、その腸に絡みつくように無数の血管が伸びて、酸素と栄養を送っているのです。

腸内環境がいいと血管にもいいものが送られ、まわりまわって良質な血液が腸にも届き、腸のぜん動運動が活発に行われます。そうすると、副交感神経が活性化して、交感神経に偏りがちな自律神経のバランスを整えてくれるのです。

そんな風に、自律神経、腸、血管の三者は、もちつもたれつという感じで、互いに影響し合っています。

## 「病は気から」に潜む自律神経の乱れ

では、自律神経を乱す原因とはなんでしょうか。

先ほどお伝えしたとおり腸内環境の悪化もそのひとつですが、一番の原因は、やはりストレスです。

残業が続いたり、苦手な人と付き合わなければいけなかったり、仕事と家事で自分の時間がもてなかったり……誰にでもなにかとストレスはあるでしょう。

ストレスを受けると、交感神経の活動が高まり、心拍数が増えたり血圧が上がったりという反応が起きます。でも、交感神経が高まること自体が悪いわけではありません。交感神経が高まってアクティブモードになるのは、普通のストレス反応です。問題なのは、交感神経が高まりっぱなし、緊張しっぱなしになることです。

一時的なストレスで交感神経が高まっても、その後、リラックスする時間をもって副交感神経の働きが上がればいいのですが、ずっとストレスがかかりっぱなしの状態だと、交感神経が必要以上に緊張してしまい、自律神経のバランスが崩れます。

昔から、「病は気から」と言われます。ストレスが続くと体調が悪くなったり、風邪を引きやすかったり……ということは、大なり小なり誰しも身に覚えがあるのではないでしょうか。「気」のせいで「病」になる理由として、「ストレスが免疫力を低下させるから」と一般的に言われますが、そこには、実は自律神経の乱れも絡んでいるのです。

## 40歳を超えたら要注意

誰もが避けてはとおれない加齢も、自律神経の働きを弱める原因のひとつです。

交感神経のほうは、20歳を超えて30歳になる頃にガクンと落ちるものの、その後ほとんど変わらないと言われています。20代の頃ほどがんばりがきかなくなった、その頃に比べれば落ち着いたなどと感じるのは、もしかしたら交感神経の変化かもしれません。

一方、副交感神経のほうは40代あたりから徐々に機能が下がっていくと言われます。交感神経は30代で一旦下がったあと、あまり変わりませんが、副交感神経のほうは加齢とともに下がっていきます。

ただでさえ現代人はストレスを抱えて、「交感神経が高く、副交感神経が低い」というアンバランスになりやすいのに、大事な副交感神経の働きが加齢とともに低下していけば、ますますアンバランスになってしまいます。

# 自律神経は意外とコントロール可能⁉

気圧や気温の変化も、私たちの体にとってはストレスになります。たとえば急に寒くなると交感神経が緊張しやすく、逆に暑い日には副交感神経が活発になって血管を広げて熱を逃がしやすくなります。

だから冬は交感神経、夏は副交感神経が活発になりやすい。そして、寒暖の差が激しい季節の変わり目は、自律神経がその変化についていけず、アンバランスになりやすいため、体調を崩しやすいのです。

また、「自律神経のバランスは一日のなかで変わっている」、とお伝えしましたよね。昼間は交感神経が優位になって、夕方や夜にかけて副交感神経優位に変わっていくわけですが、そのリズムは体内時計によって導かれています。ですから、朝寝坊をするとか、夜遅い時間まで明るい画面（テレビ、パソコン、スマートフォンなど）を見ているとか、昼夜逆転の生活、不規則な食生活といった体内時計を乱すような生活を続けていると、自律神経にまで悪影響が及びます。

そのほか、睡眠不足は交感神経を緊張させますし、かといって寝すぎも体内時計を乱して、自律神経を乱します。それから、体を動かすことも大事です。ずっと同じ姿勢でいると、筋肉が凝り固まって、それも体にとってストレスになります。

そして、食生活の乱れも、自律神経を乱す原因になります。

このように、自律神経は、いろいろなものに影響を受けて刻々と変わっています。「交感神経の働きを上げよう！」「副交感神経の働きを上げよう！」などと自分の意志で動かすことはできませんが、行動パターンや考え方（ストレスの受け止め方）を変えることで意外とコントロールが可能なのです。

ただ、長年続けてきた生活を一気に変えることは難しいですよね。「運動習慣を身につけましょう」と言っても、それまで全然運動をしていない人にとってはハードルが高いかもしれません。ストレスにしても、ストレスそのものをなくすことは難しいでしょうし、考え方を変えるにもちょっと時間が必要です。

でも、食事だったら、毎日のことなのですぐに取り組みやすいはず。「いつ食べるか」「なにを食べるか」をちょっと工夫するだけです。

自律神経を乱す食事をなるべく控えて、交感神経が過度に緊張しているときにはリラックスできる食事を、逆に副交感神経ばかりが働いてテンションが下がっているときには適度に交感神経を刺激するような食事を。

副交感神経の働きが徐々に下がりだす40代以降の人は特に、加齢で損なわれる分を食事で取り戻しましょう。

第二章

# 食事で自律神経を整える

いよいよ、この本のテーマである「食事で自律神経を整える方法」について、お伝えしていきます。悩み別、シーン別の具体的なアドバイス（第三章、第四章）の前に、この章では、「自律神経が整うごはん」の大前提について紹介しましょう。

## ① 血糖値の変動が自律神経を乱す

まずお伝えしたいのが、血糖値の変動が自律神経の乱れを呼ぶということです。

ここ数年、糖質の摂りすぎが単に肥満につながるだけではなく、健康にもよくないことが広く知られるようになり、「糖質制限」や「ロカボ」といった食事法が活用されるようになりました。自律神経を整えるという意味でも、糖質の摂り方はとても大切なのです。

どう関係しているのかというと、低血糖は交感神経を緊張させるのです。

こう書くと、「じゃあ、糖質をたくさん摂ったほうがいいということ？」と思うかもしれませんが、そうではありません。

ここで言う「低血糖」とは、相対的な低血糖のこと。つまりは、血糖値が急に下がること、血糖値が変動することが、交感神経を緊張させ、自律神経の乱れを呼ぶのです。だから、低血糖の前にある血糖の急上昇が悪いのであって、低めに安定している分には問題ありません。

このことを説明するには、糖尿病治療の落とし穴の話をしましょう。

糖尿病の治療は、これまで血糖値を下げる薬がメインでした。血液中の糖を全身の細胞に取り込む働きをもつホルモン「インスリン」の効きをよくする薬、すい臓に働きかけてインスリンの分泌を促す薬、あるいはインスリンそのものを補う注射薬などを使って血糖値を下げる治療が行われてきました。

ところが、そうした治療では、たとえ血糖値をコントロールすることができても、心筋梗塞や脳卒中といった血管事故は減らせなかったのです。たくさんの研究が行われましたが、意外にも、薬で血糖値を下げることで血管事故を有意に減らせたという結果はほとんど得られませんでした。

その理由が、低血糖にあったのです。

血糖値が高いからといって、無理やり血糖値を下げる薬を使うと、夜間や夕方など、ある時間帯には血糖値が下がりすぎて低血糖を起こすことがあります。そうすると、交感神経が緊張して、脈が速くなったり血圧が上がったりするため、血管事故が増えてしまうのです。

低血糖症状は、「血糖値がいくつになったら出る」というようなものではなく、血糖値が60㎎／dℓになっても低血糖にならない人もいれば、100㎎／dℓでも低血糖症状を起こす人もいます。普段、血糖値が90㎎／dℓの人が60㎎／dℓになるのに比べ、200㎎／dℓある人が100㎎／dℓになれば、半分に下がっているわけですから落差が大きく、厳しい低血糖症が起こりやすいのです。そうすると、交感神経が緊張し、自律神経を乱します。

厚生労働省の平成28年「国民健康・栄養調査」によれば、糖尿病が強く疑われる者」は約1000万人、さらに「糖尿病の可能性を否定できない者」も約1000万人と推計されています。しかし、血糖値の乱高下を起こすのは、糖尿病の患者さんだけではありません。血縁者に糖尿病の方がいたり、日頃運動不足で炭水化物や甘いもの好きの人であれば、食後に血糖値の急上昇が生じたり、その反動で低血糖症状を感じたりするケースも少なくないのです。

〝血糖値スパイク〟とも呼ばれる食後の高血糖は倦怠感や眠気を招くことがあり、日中の活動中でありながら副交感神経が高まることでモチベーションの低下を招く可能性があります。また、低血糖症状から交感神経が緊張しすぎればイライラすることで集中力が低下することにもなるでしょう。

血糖値の変動が自律神経の乱れを呼ぶとは、そういうことです。

読者のみなさんも、お腹が空いてイライラしたことはありませんか？

それは、まさに血糖値が下がって交感神経が緊張している証し。しかもイライラしているときにはコルチゾールという血糖値を上げるホルモンまで増えてしまうので、血糖値が上がったり下がったり上がったりと、まさにジェットコースター状態です。

交感神経をむやみに緊張させないためには、血糖値の変動を少なくすること。つまりは食後の高血糖を防ぐことが肝心です。

## 糖質オンリー食になっていませんか？

血糖値の変動で自律神経が乱れているような患者さんには、普段の食生活を聞き、糖質の割合が多ければ減らすようにアドバイスしています。

ここで、念のために書いておくと、糖質とは甘いものだけではありません。「ごはん、麺、パン、いも、フルーツ、甘いもの」と覚えてください。

患者さんの食生活を聞くと、よくあるのが、朝食と昼食が「食後高血糖を作るための食事」になってしまっていることです。夕食は、「主菜とみそ汁とごはん」など、おかずもちゃんと食べている人が多いのですが、朝食や昼食は手軽に食べられるものが多いためか、糖質オンリーになってしまっている人は少なくありません。

丼ものやパスタ、うどん、そばなどはわかりやすい〝糖質オンリー食〟ですが、「パンとフルーツとヨーグルト」という、一見ヘルシーそうな朝食や小食な女性のランチに多い「おにぎりと野菜ジュース」といった組み合わせも、ほぼ糖質オンリーの食事です。

パンを食べるなら、白パンよりもライ麦パンや全粒粉のパンなどの精製度の低い穀物が原料のものがおすすめ。そのほうが、食物繊維が多くなります。ちなみに、お米も同じです。白米よりも、玄米や胚芽米のほうが、食物繊維が3～4倍多く含まれています。

また、厚切りのパンにジャムやバターを塗って食べている人は、8枚切りにして、チーズを乗せて食べてみてはどうでしょう？　そうすれば糖質を減らし、タンパク質を増やすことができます。

それからヨーグルトは発酵食品なので、たしかに健康にいい食品ですが、選び方が大事です。無糖タイプのものは酸味が強いからといって、つい加糖タイプを選んでしまいませんか？　そうすると、糖質の多い食べものになってしまいます。

朝、ヨーグルトとフルーツを食べるなら、別々に食べるのではなく、無糖タイプのヨーグルトを選んで刻んだフルーツを乗せて食べると、フルーツの甘味でヨーグルトの酸味がほどよくやわらぎます。

同じように市販の野菜ジュースも、選び方が大事です。患者さんのなかにも、「野菜をとれないときには野菜ジュースを飲んでいます」とおっしゃる人がいます。野菜が不足しないように気にかけていることはいいのですが、市販のものの場合、飲みやすくするために糖分をかなり加えているものが多いのです。だから、野菜ジュースを買うときには原材料名や栄養成分表を見て、糖分が入っていないもの、糖質が少ないものを選びましょう。

繰り返しになりますが、糖質が多いのは「ごはん、麺、パン、いも、フルーツ、甘いもの」です。

## 食べる順番は「ベジファースト」「ソイファースト」

ここまでは、「糖質が少ないメニューを選ぶ」という話。それは鉄則ですが、選び方だけではなく、食べる順番も大切です。

私がよく患者さんにすすめているのは、「ベジファースト」と「ソイファースト」です。「野菜から食べましょう」という話は、みなさんも耳にしたことがあるでしょう。それが、「ベジファースト」です。

血糖値の急上昇を防ぐには食物繊維を多く含んだ食べものを先に食べるといいのです。とくに水に溶けるほうの「水溶性食物繊維」は、糖質が体内で吸収・分解されるスピードをゆるやかにしてくれます。水溶性食物繊維を多く含む食材の代表が、野菜、海藻です。

だから、野菜や海藻がたっぷり入ったサラダやスープを先に食べるベジファーストは、血糖値の上昇をゆるやかにして、自律神経の乱れを防いでくれます。

でも、「今日はサラダなし」という日もあるでしょう。そういうときに手軽に水溶性食物繊維を摂れるのが、ソイ（大豆）です。

大豆も水溶性食物繊維が豊富なので、納豆を食べる、ドライパックの大豆をスープやみそ汁に入れるなど、食事の最初に大豆メニューを食べるソイファーストも、ベジファースト同様にいい作戦です。私もよく実践しています。

ちなみに豆乳は、実践のしやすさでは一番ですが、水溶性食物繊維はほとんど含まれていません。しかし、大豆タンパク質の働きにより、食前に飲むことで食後の血糖値の急上昇を防ぐことも知られているので、ソイファーストの手軽なアイテムとして利用することも可能です。ただし、飲みやすくするために砂糖などが添加された調整豆乳ではなく、無調整豆乳を選んでください。

## ②塩分が交感神経を緊張させる

血糖値の変動ともうひとつ、交感神経を緊張させるのが塩分の摂りすぎです。塩分の摂りすぎから「高血圧」を連想した方は、健康に気を遣っている方でしょう。

ではなぜ、塩分は血圧を上げるのでしょうか。

ひとつは、血液中のナトリウム濃度を一定に保つためです。塩気の多いものを食べると、水分を摂りたくなりますよね。それは、血液中のナトリウム濃度が上がるから。体は血液の成分を常に一定に保とうとするので、血液中の水分を増やしてナトリウムの濃度を薄めようとします。だから、喉が渇くのです。

血液中の水分が増えると血管を流れる血液量が増えるので、血管の壁にかかる抵抗が大きくなります。つまりは血圧が上がります。さらに、心臓もいつも以上にがんばって多くの血液を送り出さなければいけなくなるので、強く収縮し、それによっても血圧が上がるのです。

こうした理由ともうひとつ、塩分が血圧を上げる理由が、交感神経を緊張させることです。血管の筋肉にナトリウムが入り込むと、交感神経が刺激され、血管が収縮して血圧を上げます。

ただ、同じ量の塩分を摂っても血圧の上がり方は人それぞれです。血圧が上がりやすい人もいれば、あまり影響を受けない人もいます。血圧が高くない人は「私は影響を受けないタイプだから大丈夫」と安心しているかもしれませんが、残念ながらたとえ塩分で血圧が上がらなくても、交感神経が緊張して動脈硬化が進むということが言われています。

ですから、血圧が高い人も高くない人も、やっぱり塩分の摂りすぎはよくありません。

## 塩分の7割を調味料から摂っている

いかに塩分を減らすか。

このことも日頃からよく患者さんにアドバイスしています。

まず、漬物、梅干し、佃煮、明太子、塩辛などが好きな人は、どうしても日々の塩分摂取量が多くなりがちなので、「食べないで」とは言いませんが、少なめに。毎日食べている人は3日に1回、1週間に1回にして、一度に食べる量もちょっと控えめにしましょう。

かまぼこやちくわ、ハム、ソーセージといった加工食品も、意外と塩分が入っているので、タンパク質を摂るなら、加工されていない肉や魚から摂るほうが健康的です。

そして、一番気をつけたいのが調味料。日本人の場合、塩分摂取量のおよそ7割を調味料から摂っていると言われます。

和食の「さしすせそ」と言えば、「砂糖、塩、酢、醤油、みそ」ですよね。この、日本の伝統的な基本調味料のうちの3つ（塩、醤油、みそ）に、塩分が多く含まれているのです。

〈調味料小さじ1杯に含まれる塩分量〉

・精製塩……………………6g
・あら塩……………………5g
・濃口しょうゆ……………0.9g
・薄口しょうゆ……………1.0g
・信州みそ（米麹淡色辛みそ）…0.7g
・田舎みそ（麦みそ）………0.6g
・固形コンソメ（※1個）……2.3g
・顆粒中華だし……………1.2g
・柚子コショウ……………1.5g
・オイスターソース………0.7g

日本食品標準成分表2015年版（7訂）より

ただ、こうした調味料を単に減らすだけではおいしさが半減してしまいますよね。どんなに健康によくても、おいしくなければ続きません。

そこで、塩分系の調味料を減らすかわりに、次のような工夫をすると、減塩もできて味のバリエーションが広がります。

**〈おいしさが広がる減塩の工夫〉**

・にんにく、ショウガ、しそ、長ねぎ、ミョウガ、山椒、唐辛子、わさびなどの香味野菜を味のアクセントに使う
・レモン、柚子、すだち、かぼすなど柑橘類で風味をつける
・ローリエやローズマリーなどのハーブ、コショウ、ごまなどのスパイスを使う
・昆布やかつおぶしで濃い目にだしをとる
・みそ、醤油などは減塩タイプのものを使う
・塩は、ハーブやスパイスが混ざった「ハーブソルト」も使う

そのほか、みそ汁やスープは具だくさんにすると、塩分排出に役立つミネラル（カリウム）も多く摂れ、野菜からうまみも出るので結果的に少な目のみそやコンソメでもおいしくなり、減塩になります。

なお、みそ汁を作るときに市販の顆粒だしを使う人も多いと思いますが、できれば塩分が入っていないものを選びましょう。商品によっては原材料名の先頭にブドウ糖などの糖類と食塩が書かれているものも結構あります。そういうものを使った場合は、「だしを濃くする＝塩分を増やす」ことになってしまうので気をつけましょう。

また、醤油をだしや酢、柑橘系の絞り汁で割った、自家製の「だし醤油」や「ポン酢醤油」を作って常備しておくのもおすすめです。冷奴や湯豆腐、納豆、卵かけごはん、あるいは炒めものなどで醤油の代わりに使うと、減塩になって、なおかつ風味豊かになりますよ。

## ③ 腸を整える食事は自律神経も整える

第一章で、腸内環境と自律神経が相互に影響し合っている、と書きました。自律神経が乱れると腸内環境も悪化し、逆に腸内環境が悪くなると自律神経のバランスも崩れます。だから、腸内環境を整えることが、自律神経を整えるうえでも大切です。

腸内には、１００兆もの腸内細菌がすみついていると言われています。私たちの脳の状態、心の状態、自律神経の状態をよくするものを腸に作ってもらうには、腸内細菌を増やし、とくに善玉菌と言われるようないい腸内細菌の割合を高めることが欠かせません。

腸内環境にいい食事については第四章で改めて解説しますが、基本は次の２つです。

・善玉菌を直接的に増やす　↓　発酵食品、ビフィズス菌、乳酸菌
・善玉菌の好物を積極的に摂る　↓　水溶性食物繊維、オリゴ糖

この2つは、常日頃、意識しておいてほしいポイントです。

## ④ 食事が1日のリズムを作る

最近、1日1食がいい、1日2食がいいなどと言われることもあります。目新しさもあいまって、「そうかな」と思っている人もいるかもしれませんが、私はやっぱり朝昼晩と1日3回規則正しく食べることが一番だと思います。

理由はいくつかあって、ひとつは食事を抜くと血糖値が下がるからです。お腹が空いて低血糖になれば、交感神経を刺激するということはすでに説明したとおりです。朝食を抜くと高血圧や脳出血が増えると言われますが、その背景にも低血糖による自律神経の乱れがあるのだと思います。

また、体内時計を整えるという意味でも規則正しく食べることは欠かせません。特に大事なのが朝と夜です。

朝、目が覚めて夜眠くなるという生体のリズムを調節しているのが体内時計で、自律神経のリズムも体内時計によって調節されています。しかし、体内時計はぴったり24時間周期ではなく、多くの人は24時間よりもちょっと長めに設定されているため、毎朝、リセットしてあげなければいけません。

体内時計をリセットする方法としてよく知られているのが、「朝、光を浴びること」です。光が一番、体内時計を整える力をもっていると言われています。毎朝同じ時間に起きて光を浴びることで、体内時計がリセットされ、1日のリズムが刻まれていきます。

そしてもうひとつ、体内時計に影響を与えるのが、食事の刺激です。朝食をとること、1日3回できるだけ決まった時間に食べることも、体内時計を整え、ひいては自律神経のリズムを整えるのに役立ちます。その際、朝食べることも大事ですが、夜遅い時間に食べないこと、とくに寝る前に食べないことも大事です。夜遅くの食事は体を覚醒のほうに向かわせてしまい、体内時計を狂わせ、自律神経のバランスも崩しやすくなります。

ただし、早すぎる夕食もおすすめできません。というのは、寝る前にお腹がすくと低血糖になって交感神経が高ぶってしまい、眠れなくなるからです。ですから夕食は寝る3時間ほど前にとるのが理想的です。

## 私の3食

この本は「医者の自分ごはん」がテーマですから、いまの私の食生活はどうなっているのか、代表的な1日をご紹介しましょう。

朝食は7時に、無糖コーヒーと手作りの野菜ジュースと蒸し大豆をトッピングしたヨーグルト。これが、私の基本です。

朝は交感神経の活動がまだ上がりきらず、ただでさえ交感神経が緊張しやすいので、朝食を抜くのはまずNG。かといって、時間が限られている朝の時間に手の込んだ朝食を用意するのは、時間との戦いですよね。それはそれで交感神経を緊張させます。ですから、簡単に用意できて空腹にならない朝食スタイルを心がけています。

ジュースは季節の野菜や果物を数種類組み合わせてジューサーで絞り、アマニ油などのオメガ3系の油を小さじ1杯たらしていただいています（オメガ3系については第四章で説明します）。そして、タンパク質を摂るために、ヨーグルトと大豆の〝ダブルタンパク質〟を食べるようにしています。

パパッと用意できつつも、ビタミンやミネラル、食物繊維といった不足しがちな栄養素を必要最小限に摂れるのがこの朝食のいいところです。

昼食は、午前の診察が一段落した午後2時頃。意外かもしれませんが、近くのコンビニで買ってくることが多いです。コンビニ食も選び方次第では、ヘルシーな食事になります。

蒸し鶏やゆで卵、ツナなどのタンパク質が乗った野菜サラダと、豚肉のショウガ焼きやおでんなどのおかず、糖分の少ない野菜ジュースという組み合わせが、私の定番です。冬の寒い日にはサラダをスープにすることもあります。

また、サラダについているドレッシングには塩分が多いので、ショウガ焼きのようなおかずだったらサラダの上に乗せて食べることでドレッシングを使わない、あるいは、ドレッシングは少なめにして代わりにチーズをちぎってトッピングするといった工夫もしています。

そしてお気づきかもしれませんが、昼食にはおにぎりやパンといった炭水化物はあまり摂っていません。その代わり、午後の外来がはじまる3時前に甘いものをちょこっと食べています。

実は私は無類の甘いもの好きなので、ランチの炭水化物を控えることで3時のおやつのための糖質枠を作っているのです。この3時という時間帯にも意味があり、体内時計の影響でもっとも脂肪をため込みにくい時間帯がお昼の2~3時頃なのです。ちなみに、逆にもっとも脂肪をため込みやすいのが深夜2~3時頃なので、深夜の間食には気をつけてください。

夕食は午後8時頃で、ごく普通の夕食です。妻が用意してくれることが多く、ごはんも1膳食べますし、「糖質の多いものは使わないでほしい」といったリクエストもしていません。ただ、妻も医者なので、ごはんとみそ汁と魚中心のおかずとサラダなど、栄養のバランスはいいと思います。

## 〈池谷式　朝のジュースの作り方〉

（材料）

にんじん……………………………1・5本

りんご………………………………1／2個

レモン………………………………1／2個

アマニ油などオメガ3系の油　…………小さじ1杯

（作り方）

①にんじんは皮をむき、りんごとレモンはよく洗い皮ごと適当に切る。

②①をジューサーに入れて絞る。

③ジュースをコップに移し、オメガ3系のオイルをたらす。

※ミキサーで作るときには、少量の水を加えてください。

## ⑤おいしい食事は脳をリラックスさせてくれる

自律神経は、交感神経と副交感神経の両方がバランスよく働いていることが理想的です。でも、現代人は、自分の本来の許容範囲以上にがんばって、体力、気力をすり減らし、その結果、交感神経を過度に緊張させてしまっている人が多いものです。だから、こんなにも不眠に悩む人が多いのでしょう。

そんな交感神経に偏りがちな現代人にとって、1日3回の食事の時間は、ほっと一息つき、交感神経を落ち着かせて副交感神経の活動を高めるチャンスでもあります。その意味でも1日3回の食事が大切です。

食べたあとには、ちょっと幸せな気分になりますよね。食欲が満たされるだけではなく、同時に心も満たされます。「おいしい」と感じて食べたものに関しては副交感神経が優位になるので、よほどまずいものでない限り、食事のあとには副交感神経が優位になります。

ですから、せっかくの食事中は交感神経を刺激しそうなものからは一旦離れましょう。忙しいときに仕事の資料を読みたくなる気持ちはわかりますが、食事のときには食べることに集中したほうが、スッキリして午後からの効率が上がると思いますよ。

## 緊張と緩和でリラックス効果アップ

ところで、その場でリラックスする方法に「筋弛緩法《きんしかんほう》」というものがあります。10秒間ほどグーッと筋肉に力を入れたあと、一気に力を緩めることを数回繰り返すと、体がほぐれて心がリラックスできるのです。

手をギューッと握ってからパッと開く、両肩をグーッと上にあげてからストンと落とすなど、グーッと力を入れてパッと力を抜く〝緊張&緩和〟の体操は副交感神経を優位にしてくれます。ドキドキしたあとで幸せを感じる〝壁ドン〟みたいなものでしょうか。

同じように、食事でも〝緊張&緩和〟をとり入れることで、リラックス効果を高めて副交感神経を優位にすることができます。

どういうことかと言うと、熱いものや辛いものです。

熱いものや辛いものを食べている最中は、「あー、熱い！」「辛い！」と交感神経が適度に刺激されます。でも、食べ終わるとほっとして最後には副交感神経が高まるのです。

ただし、「おいしい」と感じられる程度の熱さ、辛さにしましょう。「おいしいけれど熱い！」「おいしいけれど辛い！」という適度な刺激が、ちょっとしたアクセントになって、食べ終わったときに副交感神経を優位にしてくれます。

〈「自律神経が整うごはん」の大原則〉

1　食後高血糖を起こさないようにする
・「ごはん、麺、パン、いも、フルーツ、甘いもの」を控えめに
・「ベジファースト」「ソイファースト」で糖の吸収をゆっくりに

2　塩分は控えめに

3　腸内環境を整える

4　1日3食、規則正しくが一番
・朝食は絶対にとる
・夕食は寝る3時間前までに

5　脳をリラックスさせる食事を
・食事は楽しく、おいしく
・緊張と緩和でリラックスする

# 第三章

# シーン別・おすすめ食材とレシピ

## いま、自律神経はどんなバランス？

自律神経は、自分の意志でコントロールすることはできませんが、行動パターンや考え方、感情と密接に関連しています。

たとえば、緊張は交感神経を活発にします。

認知症のチェックテストのひとつに、１００から7を順番に引いてもらうというものがあります。

「１００から7を引いて」「次は、その答えから7を引いて」……。と順に引いてもらうのですが、それだけで患者さんが少し緊張されるのがわかります。そして、そんなささいな緊張でも交感神経が優位になり、体に変化が現れるのです。

たとえば、緊張したとき、驚いたときに、鳥肌が立ったり顔が真っ青になった経験は誰しもあると思います。これは、交感神経が緊張して末梢の血管が収縮したことの現れです。

また、緊張して胃が痛くなったことはありませんか？　これも交感神経が優位になった影響です。胃腸が動くのは、リラックスして副交感神経が優位になっているとき。交感神経が活発になると、胃腸の動きがピタッと止まり、胸焼けがしたり胃が痛んだりします。

そんな風に心身の状態と自律神経は密に関係しています。

自律神経を整えるには、心身の状態が揺らいだときに「こういうときには自律神経はどうなっているのか」を理解することが解決への第一歩。そのうえで、どういう食事をとるかを考えるといいでしょう。

それでは、朝・昼・夜のシーン別に、「そのとき自律神経はどうなっているのか」と、おすすめの食事を紹介します。

★朝の食事のアドバイス★

# テンションを上げたい朝には？

朝からなんとなくやる気が出ない。そんな日はありませんか？　特に、朝起きてカーテンを開けたらどんよりと曇った空が広がっていたり、雨がザーザー降っていたりすると、気分までどんより曇ります。実は気圧が低い（＝天気が悪い）と副交感神経が優位になるという研究結果があり、「天気が悪い日には気持ちが乗らない」のは単なる気分の問題だけではありません。

天気の良し悪しにかかわらず、朝からテンションが上がらない、やる気が出ないのは、本来は目覚めの直前から上がっていくはずの交感神経の活動が十分に上がりきらず、自律神経のバランスが副交感神経のほうに傾きすぎている状態だから。そういう朝は、テンションを上げるために、交感神経を適度に緊張させる食事をとりましょう。

有名なのは、カフェインです。眠気覚ましにコーヒーや緑茶、紅茶を飲む人は多いですよね。これらに含まれるカフェインは交感神経を刺激し、私たちの心と体をアクティブな方向にもっていってくれます。もうひとつおすすめしたいのが、グレープフルーツです。グレープフルーツに含まれる「ヌートカトン」という香り成分には、交感神経を適度に活性化させる働きがあります。このヌートカトンが特に多く含まれているのが、皮の部分。ですから、グレープフルーツの皮も入れて作ったジュースや皮もたっぷり入れて作ったジャムも、テンションを上げたい朝にはおすすめです。

皮まで食べるのは抵抗がある、という方もいらっしゃるかもしれませんね。防腐剤などを気にされているのだと思いますが、よく洗えば問題ありません。私はスポンジでしっかり洗ってから、皮ごといただいています。ちなみに、ヌートカトンには脂肪の分解や燃焼を促進する働きもあります。つまりダイエットの味方でもあるのです。「交感神経も適度に刺激しつつ、ダイエット効果もある」と想像しながら食べると、さらに気持ちが上向きになりませんか？

# グレープフルーツの皮入りジャム（コンポート風）

（材料）

| | |
|---|---|
| グレープフルーツ…… | １個 |
| 砂糖…………………… | 大さじ2 |
| 蜂蜜…………………… | 大さじ2 |
| レモン汁……………… | 少々 |

（作り方）

①グレープフルーツはよく洗い皮をむき、皮はできる限り薄く千切りに、果肉は薄皮を取りほぐしておく。
②鍋に水と千切りにした皮を入れ、沸騰させてアクを抜く（これを４回ほど繰り返す）。
③アク抜きが終わったら皮は水を切り、果肉、砂糖、蜂蜜を加えて火にかけ、かき混ぜる。
④水分が飛んだらレモン汁をかけて完成。

◎テンションを上げたい朝におすすめなのは……

・生グレープフルーツジュース
・パンにグレープフルーツジャムを塗って、コーヒーまたは紅茶、緑茶と一緒に

## 心配事がある朝は？

仕事で気がかりなことがある、心配事があり落ち着かない……。ストレスは交感神経を緊張させます。ですから、心配事が頭から離れない朝にはリラックス効果のある食べものをとり入れましょう。

リラックス効果のある成分の代表が、「GABA（ギャバ）」と「セロトニン」です。GABAは、正式には「γ-アミノ酪酸（Gamma Amino Butyric Acid）」と言い、アミノ酸の一種で、脳内では神経伝達物質として次のような働きをします。

〈GABAのうれしい働き〉

・神経細胞の興奮を抑えて心をリラックスさせる
・交感神経を抑制して血圧を低下させる
・脳への血液循環をよくして脳を活性化する

ＧＡＢＡと言えばチョコレートが有名ですが（まさに「ＧＡＢＡ」という名前の商品もありますよね）、朝から甘いチョコレートを食べるのは血糖値の急上昇を招くのでおすすめできません。

そこで、手軽に食べられて意外にもＧＡＢＡが豊富な食材が、トマトです。トマトといえば抗酸化作用が高い「リコピン」が有名ですが、それだけではなく、ＧＡＢＡの含有量も多いのです。

ミニトマトをパクッと食べたり、トマトジュースをそのまま飲んだりしてもいいのですが、私のいちおしは、トマトジュースをレンジで温めて飲む「ホットトマトジュース」です。温めるとスープのようにホッとする味になるので、トマトジュースの独特な酸味が苦手な人にとっても飲みやすいと思います。さらにオリーブオイルをほんの少したらすと、香りも加わってよりおいしくなりますよ。

もうひとつのセロトニンも、アミノ酸から合成される神経伝達物質のひとつで、精神安定や鎮痛、催眠などの働きがあります。幸せホルモンのひとつですね。このセロトニンが体内で合成されるときの材料となるのが、必須アミノ酸（体内で作ることのできないアミノ酸）のひとつの「トリプトファン」。

トリプトファンを多く含むのは、チーズなどの乳製品、アーモンドやピーナッツなどのナッツ類、大豆製品、バナナ、卵、肉、赤身魚など。つまり、タンパク質を多く含む食品に入っています。

朝、ヨーグルトを食べる人は、乾煎りしたアーモンドスライス（油をひかずにフライパンで温めるか、皿に広げて乗せてレンジで温めてもＯＫ）をトッピングすると、セロトニンの材料となるトリプトファンが増えます（寒い朝は、ヨーグルトをレンジで30秒ほど温めてもおいしいです）。

気がかりなことがあると、なにも食べる気になれないかもしれません。でも、第二章でお伝えしたとおり、食事は3食規則正しく食べるのが基本。特に朝食は、体内時計をリセットして自律神経を整える大事な時間です。空腹で血糖値が下がると、交感神経を緊張させるので、さらに心が落ち着かなくなります。

ですから、心配事があっても食事を抜くことは避けましょう。むしろ、心が落ち着かない日こそ、少しでもなにかを口にしてほしいのです。

ホットトマトジュースや、ヨーグルトくらいならあまり食欲がなくても食べられるのではないでしょうか。どんなに忙しくても少しは椅子に座って一息つく時間を作り、ＧＡＢＡやトリプトファンの力を借りて交感神経を鎮め、リラックスしましょう！

**◎心配事がある日の朝におすすめなのは……**

・ホットトマトジュース
・ヨーグルトにアーモンドをトッピング

# 食欲がない朝は？

朝・昼・夜と規則正しく食べて、特に朝食は抜かないこと。これが、自律神経を整える食事の大原則でしたよね。でも、食欲がない朝もあると思います。なにも食べる気がしないからコーヒー一杯飲んで出かける……なんてこともあるでしょう。でも、やっぱりコーヒーだけで朝食を済ませるより、少しでも食べてほしいのです。

前項で紹介したホットトマトジュースやヨーグルトもいいのですが、「食欲がない」ことに注目すれば、よりおすすめなのが、「炭酸ヨーグルト」や「炭酸フルーツ」などの炭酸を使ったメニューです。

炭酸が血行を促進するということを耳にしたことはありますか？

女性のみなさんならご存知かもしれませんが、最近、炭酸洗顔料や炭酸ミスト、炭酸化粧水など、炭酸が配合されたスキンケア商品がたくさん出ています。化粧品業界で炭酸が注目されている理由こそが、血行促進作用にあります。

炭酸は、水に二酸化炭素が溶け込んだものですよね。肌が炭酸にふれると、皮膚から二酸化炭素がどんどん吸収され、毛細血管にまで届きます。そうすると血液中の二酸化炭素濃度が上がるので、酸素を取り込もうとして血管が広がるのです。それで血流が増えて、血行がよくなるというわけです。

実は医療現場では以前から炭酸が使われてきました。たとえば糖尿病の合併症で足の血流が悪くなっている人に、高濃度の炭酸ガスが入ったお湯でフットケア（足浴）を行うと、血流が改善されてしびれや冷え、傷といった症状が改善されるのです。

では、炭酸を飲むとどうなるのでしょう？

胃の粘膜から二酸化炭素が吸収され、胃腸の血管が開き、胃の消化活動、腸のぜん動運動が活発になって食欲が増します。だから、食欲のない朝には、コップ一杯の炭酸水を、と書きたいところですが、炭酸だけではおいしくありませんよね。かといって、糖分の多い炭酸飲料はおすすめできません。

そこで、炭酸ヨーグルト、炭酸フルーツなのです。

炭酸ヨーグルトは、無糖ヨーグルトに、同量の炭酸水（カクテル用などに売られている無糖のもの）を加えるだけ。シュワシュワーッとこまかい泡がはじけて、見た目にも楽しめます。炭酸が苦手な人は、ヨーグルトに対して炭酸水を半量程度に減らすと、食べやすくなります。

炭酸は、フルーツにもよくしみ込みます。それが炭酸フルーツです。

好きなフルーツを容器（タッパー、小瓶、ジップロックなど）に入れ、フルーツが浸かる程度に炭酸水を注いでからしっかり密封し、冷蔵庫で数時間冷やします。そうすると、フルーツに炭酸がしみ込んで、シュワッと不思議な食感になります。

フルーツは食べやすいように一口大に切って入れてもいいのですが、切らずに皮ごと浸けたほうがフルーツ本来の味が薄まらず、おいしいと思います。一晩浸けておくと朝にはちょうどいい具合に炭酸がしみ込んでいるので、寝る前に作っておくといいでしょう。

食欲のない朝にもぴったりのさっぱり感で、炭酸が胃腸を刺激し、昼の食欲にもつながります。

◎食欲のない朝におすすめなのは……
・炭酸ヨーグルト
・炭酸フルーツ

## 二日酔いで目覚めた朝は？

お酒の飲みすぎはよくないというのは、言わずもがなですが、自律神経にもやっぱりよくありません。飲みすぎて血液中のアルコール濃度やアルコールの代謝産物である、アセトアルデヒドの濃度が高まると、どんどん交感神経が興奮してしまいます。

夜にお酒を飲んで、ほんのり赤くなっていた顔が、翌朝には血の気が引いて、青白くなることはありませんか？　それは、交感神経が過度に働き、血管が収縮して十分に血流が行き渡らなくなっている証しです。

さらに、飲みすぎた翌朝はなんだか気持ち悪かったり、頭が重かったり、だるかったりして、半日潰してしまった……なんてこともあるでしょう。「二日酔いを撃退してくれる食べもの、飲みものがあれば！」と思うかもしれませんが、残念ながらそんな特効薬はありません。

よく言われるウコンもシジミもそれほど大きな効果は期待できません。いずれも血液中のアルコール濃度が有意に下がるという明確なデータはなく、ましてや二日酔いするほどのアルコール量にはほとんど効き目はありません。

だから、飲みすぎないことが一番なのですが、空腹で飲まないこと、そして水分を摂ることが大事です。空腹で飲むとアルコールの吸収が早くなりますし、飲酒後は脱水になりやすいからです。

アルコールを、肝臓で分解する過程で生じるアセトアルデヒドが、頭痛や吐き気、動機などの不快な症状を引き起こす原因物質と考えられています。そして、アセトアルデヒドを無害な酢酸に変えるのも肝臓の役割です。

お酒を飲むと脱水状態になりやすいのは、アルコールには利尿作用があるうえ、アルコールの分解には水が必要だから。また、肝臓は糖をグリコーゲンとして貯え、必要に応じて血液中に供給する役割ももっていますが、アルコールの分解に忙しくなると糖の供給が遅れてしまい、低血糖にもなりやすくなります。この脱水と低血糖が二日酔いの背景にあるとも言われています。だから、飲みながらもこまめに水分を摂り（目安はお酒の1・5倍）、つまみも食べること。

飲みすぎた翌朝も、低血糖を避けるためになにかしら食べてください。二日酔いの朝はなにも口にする気になれないかもしれませんが、少しは食べたほうがかえって気分はよくなるでしょう。といっても前述したとおり特効薬はありませんが、低血糖の改善のための「糖質」「炭水化物」とともに、「タンパク質」と「ビタミンU」を摂ることをおすすめします。

タンパク質を摂ると、肝臓の代謝機能が高まると言われています。ただ、胃に負担をかけるものはよくないので、卵や豆腐、白身魚といった胃にやさしいタンパク質がいいでしょう。

なかでもおすすめは、卵かけごはんです。ごはんに卵をかけて混ぜるだけ。これなら、二日酔いで疲れが残っている朝でも、ササッと用意して食べられますよね。

ビタミンUは、別名「キャベジン」です。胃腸の粘膜組織を作り、傷ついた組織を修復する働きがあるので、飲みすぎで荒れた胃腸の粘膜を修復してくれます。ビタミンUがキャベジンとも呼ばれるのは、キャベツの汁から発見されたから。もちろん、キャベツに豊富に含まれています（そのほか、ブロッコリー、アスパラガス、レタス、大根、セロリなどにも）。

たっぷり飲んだあとや二日酔いの朝にシジミのみそ汁を飲む人がいますが、シジミに二日酔い改善の効果はほとんど期待できないので（タンパク源ということだけでしょうか）、みそ汁を飲むならキャベツのみそ汁のほうがいいでしょう。タンパク源の卵や豆腐、チーズを加えると、なおよいと思います。

そのほか食事以外のことでは、飲みすぎて帰ってきてバタッと寝てしまうのも二日酔いになりやすい行動パターンです。すぐに寝るよりも、数時間起きていたほうがアルコールの代謝が早いのです。つまりは、家に帰ってお風呂にも入れないような飲み方はしてはいけない、ということですね。

◎二日酔いで目覚めた朝におすすめなのは……

・卵かけごはん

・キャベツと卵のみそ汁

## キャベツのふわとろみそ汁

（材料　２人分）

| | |
|---|---|
| だし汁…………………… | 500cc |
| キャベツ……………… | ３枚 |
| みそ……………………… | 適量 |
| やまいも……………… | 1/3 本 |
| 酒………………………… | 少々 |

（作り方）

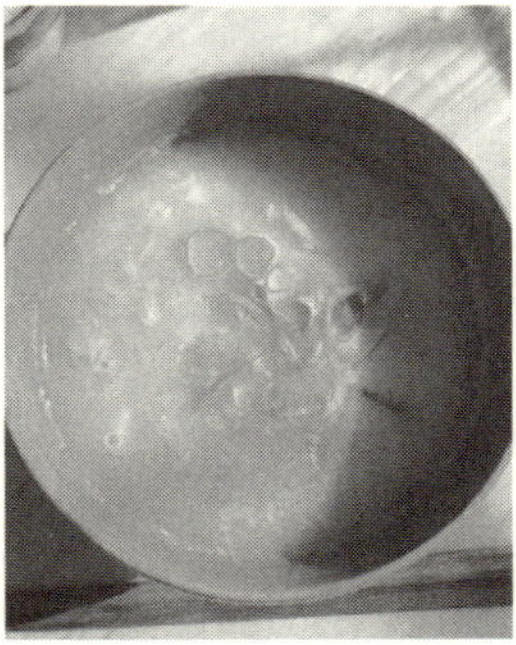

①だし汁にすりおろしたキャベツを入れて火にかけ、沸騰する前にみそをとく。
②火を止める直前にすりおろしたやまいもを入れ、香りづけに酒を加え、少しおいて完成。

※沸騰させないことがポイントです。

★昼の食事のアドバイス★

# どっと疲れた日のランチ

朝から大事な会議や商談、クレーム対応などに追われてどっと疲れてしまった……。こういう戦闘モードの日には、交感神経が緊張しっぱなしです。

気合いを入れるために栄養ドリンクを、と思うかもしれませんが、ちょっと待ってください。栄養ドリンクには糖分がかなり含まれています。疲れたときに飲めば、血糖値の上昇とともに一時的にやる気がみなぎったように感じるかもしれませんが、そのあと、血糖値は急降下し、自律神経を乱します。

どっと疲れたときに摂ってほしいのは、「イミダペプチド」と「ビタミンB群」です。

イミダペプチドという名前はあまり聞き慣れないかもしれません。これは、アミノ酸が2つ結合したもので、動物の筋肉、特に渡り鳥の翼のつけ根の部分や回遊魚の尾ひれの部分に多く含まれています。

渡り鳥は数万キロもの距離を飛び続け、回遊魚は常に泳ぎ続けています。なぜ疲れることなく体を動かし続けることができるのか、研究が進められた結果、見つかったのがイミダペプチドでした。

もちろん、体にいい成分を摂っても、本当に使われるかどうかは別の話です。でも、イミダペプチドは、体内で2つのアミノ酸に分解されたあと、再合成され、効果を発揮すると考えられているので、〝抗疲労物質〟として注目されているのです。

イミダペプチドを多く含むのは、鶏の胸肉やささみ、マグロやカツオなどの赤身魚など。疲れた日には、積極的に摂りましょう。

また、疲れているときには「食べたものをいかに効率よく代謝してエネルギーに変えるか」も大事です。タンパク質、糖質、脂質という三大栄養素をエネルギーに変えるには酵素の働きが必要で、その酵素を助ける「補酵素」として働くのが、ビタミンB群なのです。

ビタミンB群は、ビタミンB1、ビタミンB2、ナイアシン、ビタミンB6、ビタミンB12、葉酸、ビオチン、パントテン酸の8種類。お互いが助け合いながら、三大栄養素からエネルギーがスムーズに作られるよう働きかけています。

ビタミンB群はチームで働くので、体内でしっかり働いてもらうには、単体で摂るよりも複数種類を同時に摂らなければなりません。そのため、ビタミンB群とひとくくりにされているのです。

**〈ビタミンB群を多く含む食材〉**

・ビタミンB1……豚肉、ウナギ、真鯛、タラコ、ブリ、ひらたけ、玄米
・ビタミンB2……牛・豚・鶏のレバー、ウナギ、カレイ、納豆、うずらの卵
・ナイアシン……若鶏、豚レバー、カツオ、タラコ、マサバ、ブリ、ひらたけ、玄米
・ビタミンB6……鶏ささみ、牛レバー、マグロ、サンマ、にんにく、玄米
・ビタミンB12……牛レバー、アサリ、サンマ、シジミ、スジコ

・葉酸……………鶏レバー、菜の花、モロヘイヤ、ブロッコリー、枝豆
・ビオチン…………鶏レバー、豚レバー、落花生、アーモンド
・パントテン酸……鶏レバー、子持ちカレイ、うなぎ、納豆、アボカド

レバーやウナギ、玄米、納豆には、複数種類のビタミンB群が含まれています。

ビタミンB群はいずれも水溶性なので、素早く洗うこと。そして調理するときには煮汁やゆで汁に溶けだしてしまうので汁ごと食べられるスープやみそ汁、炒めものなどがおすすめです。また水溶性のものは、使われなかった分は尿とともに排泄されてしまうので、こまめに摂る必要があります。

なお、にんにくや玉ねぎ、ニラなどの香り成分の「アリシン」はビタミンB1と結合して、ビタミンB1を血液中に長くとどまらせ、疲労回復効果を長続きさせてくれるので、いいパートナーです。

昔から疲労回復メニューの定番といえば、レバニラ炒めが有名ですよね。これはま

さに、ビタミンB群が豊富なレバーとアリシンが豊富なニラというベストな組み合わせなのです。

## 疲れやすい人はもしかしたら……

特別に忙しかったわけではないのに疲れる、ちょっとしたことで疲れやすい、疲れがとれない……などと感じている人は、もしかしたら、自律神経以外にもなんらかの原因が隠れているかもしれません。

特に女性に多いのが、貧血です。

貧血とは、血液中の赤血球や、赤血球に含まれるヘモグロビンが少なくなった状態のこと。ヘモグロビンは全身の細胞に酸素を運ぶ役割を担っているので、貧血になると疲れやすくなり、だるさや息切れなどの症状が起こるようになります。

急に貧血が進むと症状も急に出てくるので気づきやすいのですが、慢性的に貧血になっている人は意外と気づきにくいものです。そして、女性は、慢性的な貧血が多いのです。それでは酸素の薄い山をゆっくりと登っているようなもの。急に高いところにいけば高山病になるものの、ゆっくり登っているとだんだん体が慣れていって、酸素が薄いことに気づきません。

貧血も、慢性的にゆっくり進行していると、ちょっと疲れやすくても「こういうものだ」と思ってしまいます。だから、貧血を治したあとで、「私って、本当はこんなに元気だったんですね」「自覚症状はないと思っていたけれど、疲れやすかったのは貧血のせいだったんですね」と、驚かれる患者さんは多いのです。

貧血は、血液検査で簡単に調べられますが、健康診断の検査項目に入っていないこともあります。「なんだか疲れやすい」と感じている人は、貧血が隠れているかもしれないので、一度検査を受けることをおすすめします。特に女性は、もともと鉄が不足しやすいうえ、出産や月経などで鉄が失われやすく、鉄欠乏性貧血を起こしやすいので、鉄分を十分に摂ることが大事です。

肉や赤身の魚などに豊富に含まれている「ヘム鉄」、大豆や緑黄色野菜、海藻などに多く含まれる「非ヘム鉄」、非ヘム鉄の吸収を高める「ビタミンC」を摂ること、鉄分の吸収を阻害する「紅茶、緑茶、コーヒー、ウーロン茶（タンニン）」「生のほうれん草（シュウ酸）」はなるべく避けることが、貧血の予防策になります。

また、男女にかかわらず隠れていることが多いのが、「サルコペニア」と呼ばれる全身の筋肉量の低下です。本来は高齢者に多い状態ですが、若い人でも座りっぱなしで歩かない生活をしていたり、ダイエットで栄養が偏ったりするとサルコペニアになってしまうことがあります。

そうすると、筋力がないために、ちょっと歩いたり階段を上ったりするだけで疲れやすくなってしまうのです。つまり、運動量に見合うだけの筋力がないために疲れを感じやすくなるということ。

なかには、「サルコペニア肥満」といって、腕も足もそれなりの太さがあって、パッと見はサルコペニアとは無縁そうなのに、じつは筋肉が減って脂肪が増えているという人も。たとえるなら、脂の乗った高級ハムのような状態です。

ガードレールを飛び越えようとしたら足が上がらなかった、子どもの運動会で走ったら足をつった（あるいは腰を痛めた）、久しぶりのウィンドウショッピングで筋肉痛になった……といった人は、サルコペニア候補です。

筋肉の材料となるタンパク質をしっかり摂りましょう。そして、もちろん日頃からの運動も欠かせません！

**◎どっと疲れた日のランチにおすすめなのは……**

・スタミナ食の定番、レバニラ炒め
・鶏胸肉のおつまみナッツアボカド和え（イミダペプチド×ビタミンB群）
・貧血防止には、ほうれん草のツナ和え（ほうれん草はゆでるとＯＫ）

イミダペプチド×ビタミンB群

## 鶏胸肉のおつまみナッツアボカド和え

（材料　２人分）

| | |
|---|---|
| 鶏胸肉…………………… | 150 ～ 200g |
| アボカド………………… | １個 |
| 酒………………………… | 少々 |
| 塩………………………… | 少々 |
| コショウ………………… | 少々 |
| 醤油……………………… | 大さじ1/2 |
| マヨネーズ……………… | 大さじ２ |
| ピーナッツ……………… | 適量 |

（作り方）

①鶏胸肉で蒸し鶏を作る（酒と塩コショウをかけシリコンスチーマーに入れレンジで約４分、もしくは鍋に適量の水と酒を入れて蒸すなど）。

②アボカドは潰し、醤油、マヨネーズと混ぜ合わせソースを作る。

③蒸し鶏は食べやすい大きさに裂き、②のソースと和え、上から刻んだピーナッツをかけて完成。

## ほうれん草のツナ和え

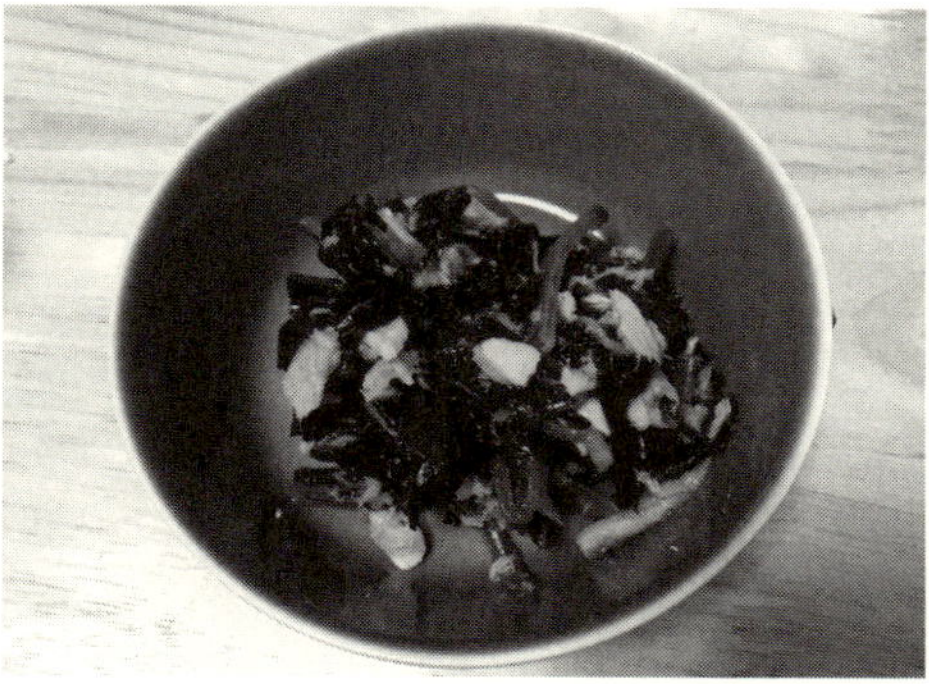

（材料　２人分）

ほうれん草……………　１束
ツナ…………………　１缶
ポン酢………………　適量

（作り方）

①ほうれん草をゆでる。

②ほうれん草の水気を切り、ツナとポン酢で和えて完成。

# 午後からシャキッとしたいとき

午後から大事な会議があるのに眠い、食後ウトウトして集中できない、といった経験は誰しもあると思います。普通に朝起きて生活をしている人は、体内時計の関係で午後2～3時頃は眠くなりやすい時間帯にあたるのです。

もうひとつ言われていることがあります。それは、食後、急激に血糖値が上がり、たくさんインスリンが分泌されると眠くなりやすいということです。理由はまだ明らかになっていませんが、「オレキシン」という覚醒を維持する働きをする脳内物質の分泌が抑えられてしまうのではないか、と最近では言われています。だから、シャキッとしたいときこそ、糖質は控えめに、そして「ベジファースト」「ソイファースト」で血糖値の上がり方をゆるやかにすることが大切です。

また、シャキッとしたいのに眠くなるということは、交感神経を働かせたいときに副交感神経が優位になっているということ。だから、交感神経を適度に刺激してあげるといいでしょう。眠気覚ましにコーヒーを飲む人は多いと思いますが、カフェインは交感神経を刺激するのでいい方法です。

ところで、熱いお風呂やサウナに入ったあとも、スッキリしますよね。副交感神経を刺激してリラックスするにはぬるめのお湯がいいのですが、交感神経を刺激してシャキッとしたいときには熱めのお風呂が合っています（心臓に負担がかからない程度に）。ただ、昼間からお風呂というわけにはいきません。そういうときには〝食べるサウナ〟で、内側から汗をかきましょう！　おすすめは辛いものです。辛いものを食べると、汗が出ますよね。交感神経が刺激され、発汗作用が増すからです。

唐辛子の「カプサイシン」やショウガの「ジンゲロール」などが代表です。カレーに含まれるスパイスも交感神経を刺激します。辛すぎる食べものは胃の粘膜を傷つけるのでおすすめしませんが、適度な辛みはサウナに入ったあとのようにスッキリした気分にしてくれます。

ただし、これらの方法には意外な落とし穴があります。睡眠が不足していると、一度高まった体温が下降する際にかえって眠気が生じることがあるのです。このような場合には、10分から20分程度の仮眠をおすすめします。するとスッキリして、午後の集中力がアップします。

**◎シャキッとしたい日のランチにおすすめなのは……**

・コーヒー、適度に辛い料理、カレー（ごはんは大盛にしない、または玄米に）

## ダイエット中だけど、間食したい

間食のとり方は、自律神経に大きく影響します。というのは、間食は、糖分や塩分をたっぷり摂りやすい習慣のひとつだからです。

ふだん間食で食べているもの、食べたくなるものを思い浮かべてみてください。

チョコレートやクッキー、スナック菓子、おせんべい、おかき、菓子パンなど、甘いものやしょっぱいものが多くありませんか？　甘いものは当然糖質が多く、しょっぱいものは塩分が多い。糖分や塩分は交感神経を緊張させてしまうということは、すでにご説明したとおりです。

交感神経の活動を抑えてリラックス効果を発揮するＧＡＢＡが多いからといって、チョコレートをぽんぽん食べていたら、そのたびに血糖値が上がって、自律神経を乱します。私もチョコレートは好きですが、食べるときには高カカオのダークチョコレートにするか、甘いチョコレートをひとかけら程度にしています。患者さんにもそう伝えていますが、チョコレートってついつい食べすぎてしまいませんか。特に甘いチョコレートはひとかけらで止めることって難しいように思います。

自律神経を乱さない、そして太らない間食は、低糖質・低ＧＩ値が基本です。つまり、糖質が少なくて、血糖値が上がりにくい食材を選ぶこと。

ちなみにＧＩは「グリセミック・インデックス」の略で、血糖値の上がりやすさを示す指標です。ブドウ糖を摂ったときの血糖値の上昇を１００として、その食品を食べたときの血糖値の上昇率を表しています。

低糖質で低ＧＩで、なおかつ食物繊維とタンパク質を含んでいるとなおよしです。

そんな理想を満たす私のいちおしは、大豆。大豆は低糖質で、水溶性食物繊維も不溶性食物繊維も豊富なうえ、アミノ酸スコア（体内で生成することのできない９種類の必須アミノ酸の充足率）も１００と良質なタンパク源です。

でも、「間食に大豆ってちょっと……」と思いませんでしたか？　騙されたと思って、蒸し大豆を食べてみてください。普通のゆでた大豆に比べてうまみ成分が増し、ほんのり甘くておいしいのです。私も以前は、大豆そのものはそんなに食べていませんでしたが、蒸し大豆に出会ってからすっかりはまりました。小腹が空いたときには、蒸し大豆をのせた無糖ヨーグルトを食べています。

ヨーグルトだけだとちょっと物足りないかもしれませんが、蒸し大豆と一緒に食べるとお腹もほどよく満たされます。それに、大豆のほのかな甘みが無糖ヨーグルトの酸味を包み、おいしいのです。私は、正月太りで数キロ増えたときに昼食を数日間、蒸し大豆＆ヨーグルトにして元の体重に戻したこともあります。

栄養面でいうと、ヨーグルトも良質なタンパク質で、なおかつ、乳酸菌やビフィズス菌といった善玉菌が豊富。大豆には善玉菌のえさになる食物繊維、大豆オリゴ糖が含まれているので、血糖値が上がりにくいだけではなく、腸にもやさしい、まさに自律神経が整う間食です。

蒸し大豆は、乾燥大豆を蒸して作ることもできますが、蒸し器を使ったりしてちょっと大変。私は、スーパーなどで売られているパックに入った蒸し大豆を買っています。100gで150円前後と、値段もお手頃です。冬の寒い日には、インスタントスープに蒸し大豆を入れて食べるのもおすすめですよ。

そのほか、次のページに、糖質の多い食材を中心にGI値を紹介します。

甘みのあるものでGI値が低いのはフルーツ。甘いフルーツの代表格である桃でもGI値41、バナナで55です。蒸し大豆に飽きたら、無糖ヨーグルトにフルーツをトッピングしてもおいしいですよね。

また、アーモンドやカシューナッツ、くるみなどのナッツ類、チーズもほとんど糖分がないので、低糖質&低GIです。ただし、商品によっては塩分が多いのでその点だけ気をつけてください。

そしてリストを見ていただいたらわかるとおり、お菓子は軒並みGI値高めです。

**◎間食におすすめなのは……**

・蒸し大豆&ヨーグルト
・フルーツ（ヨーグルトにトッピングするのもおすすめ）
・ナッツ、チーズ

## GI（グリセミック・インデックス）値のリスト

| | 低GI値（〜55） | 中GI値（55〜70） | 高GI値（70〜） |
|---|---|---|---|
| ごはん | | 玄米（56）、五穀米（55） | 精白米（84）、もち米（80）、赤飯（77）、胚芽精米（70） |
| パン | | ライ麦パン（58）、全粒粉パン（50） | あんぱん（95）、フランスパン（93）、食パン（91）、バターロール（83）、ナン（82） |
| めん類 | そば（54）、春雨（32） | そうめん（68）、スパゲティ（65）、生中華麺（61）、 | ビーフン（88）、うどん（85） |
| いも | | さといも（64）、さつまいも（55） | じゃがいも（90） |
| 果実 | 巨峰（50）、桃（41）、りんご（36）、みかん（33）、オレンジ（31） | パイナップル（65）、すいか（60）、バナナ（55） | |
| お菓子 | | カステラ（69） | どら焼き（95）、チョコレート（90）、せんべい（89）、大福（88）、キャラメル（86）、かりんとう（84）、ショートケーキ（82）、クッキー（77）、チーズケーキ（75） |

★夜の食事のアドバイス★

# へとへとで家に帰った夜

残業で疲れきって家にたどりついた夜、食べてしまいがちなのが、甘いものと炭水化物ではないでしょうか。

でも、あとは寝るだけなのですから、疲れはしっかりとって肥満のもとは避けたいもの。甘いものを食べたくなる気持ちはわかりますが、寝る前の糖質は肥満に直結します。

同じ理由で、自分へのごほうびのビールもおすすめできません。ビールはお酒のなかでも、糖質が多いもののひとつ。ましてや、残業帰りにありがちなラーメンとビールという組み合わせは、ダブル糖質なので、血糖値の急上昇&急降下を招き、自律神経を乱します。

では、なにを食べればいいのか。ポイントは、糖質は控えめで疲労回復効果、リラックス効果のあるメニューです。

抗疲労物質の「イミダペプチド」や、催眠や精神安定などの作用があるセロトニンの材料となる「トリプトファン」が豊富な鶏肉は、高タンパクで糖質ゼロなので、ぴったり。

たとえば、鶏肉と卵を使ったスープなど。106ページにレシピを紹介しましたが、これだったら仕事で疲れて帰ってきても作る気になれるのではないでしょうか。

スープのような温かい料理は副交感神経の働きを上げてくれるので、遅めの夕食に最適です。リラックス効果のある「ＧＡＢＡ」が多いトマトを刻んで加えたり、ミネラルやビタミン、食物繊維が豊富なごまをふりかけたりしてもいいでしょう。

ごまは三大栄養素の代謝に不可欠なビタミンＢ群も豊富で、ごま特有の抗酸化物質である「ゴマリグナン」には、脂質の代謝を促す、脂肪酸の酸化を防ぐといった働きもあります。脂肪の燃焼を促してくれるなんて、ありがたいですよね。

疲れているときには体内にもともと備わっている抗酸化作用も下がりがちです。ストレスで増えた活性酸素を除去するために、抗酸化物質を食事で補ってあげることも大事です（抗酸化物質については140ページで改めて説明します）。そういう意味でも、ごまはおすすめ。

それから、青魚の油に多く含まれる成分として知られる「DHA（ドコサヘキサエン酸）」にも、不安を抑えて心をやわらげる作用があります。DHAについては第四章で詳しく説明します。

**◎残業で遅く帰ってきた夜におすすめなのは……**

・鶏と卵を使ったスープ
・DHAが含まれたメニュー

## 〈リラックス効果のある成分〉

・トリプトファン

必須アミノ酸のひとつで、催眠や精神安定などの働きのある神経伝達物質「セロトニン」の材料になります

・GABA（ギャバ）

脳内で神経伝達物質として働き、神経細胞の興奮を抑えて心を落ち着かせたり、脳内の血流をよくして脳を活性化したりする働きがあります

・DHA（ドコサヘキサエン酸）

体内では合成できない必須脂肪酸のひとつです。DHAは「脳にいいもの」として知られていますが、ストレス下で心を安定させる作用もあります

## 鶏卵ごまスープ

（材料　２人分）

水……………………… 500cc
乾燥ワカメ…………… 適量
中華だしの素………… 適量
卵……………………… １個
水とき片栗粉………… 適量
ごま…………………… 適量

（作り方）

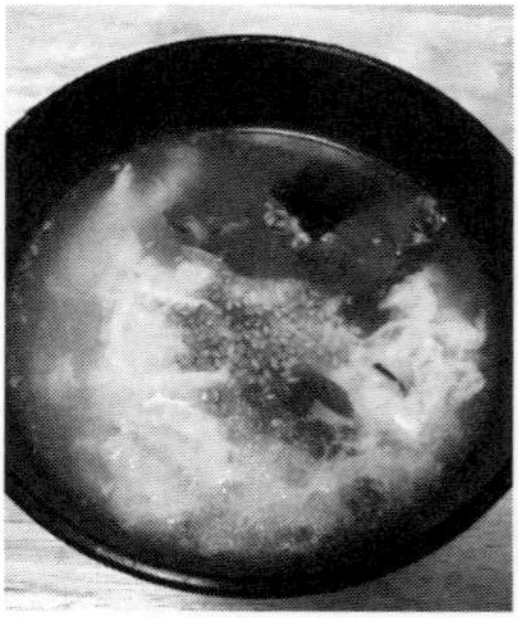

①水に中華だしの素、乾燥ワカメを加えて火にかけ、好みの濃さのスープを作る。
②溶き卵に水溶き片栗粉を加え、①の中に回し入れる。
③火を消し、余熱で卵に火を通す。仕上げにごまをふって完成。

# イライラする夜には

イライラしているとき、無性に甘いものが食べたくなったりしますよね。私も、もともと甘いものが好きなのでとっても気持ちはわかります。それに、理由は明確にはなっていませんが、イライラすると脳が甘いものを欲しやすくなるそうです。

イライラしているときには交感神経が緊張し、ノルアドレナリンというホルモンが分泌されます。さらに、その刺激を受けて、腎臓のすぐそばにある副腎の「副腎髄質」というところからノルアドレナリンとアドレナリンが分泌されます。

その結果、心拍数や血圧が上がったり、瞳孔が開いたりというアクティブモードになるわけですが、一方で、同じ副腎の「副腎皮質」というところではコルチゾールというホルモンも分泌されています。このコルチゾールは、おもに血糖値を上げて、ストレスと戦える体制を作るホルモンです。ストレスに反応して増えるので、ストレスホルモンとも呼ばれています。

つまり、イライラしているときにはストレスホルモンのコルチゾールが出て、体内で勝手に血糖値を上げているので、本来は甘いものを食べる必要はありません。でも、なぜだか食べたくなるのは、もしかしたら、ストレスがかかると脳が「血糖値が上がる」という状態を欲しがるのかもしれませんね。

そう考えると、甘いものを食べて心が落ち着くようであれば、交感神経の緊張を抑えるという意味では多少の甘いものは許してもいいのかもしれません。

ただし、甘いものを食べることで血糖値が急上昇&急降下して低血糖になるようであれば、逆効果です。血糖の変動はメンタルを不安定にして、さらなるイライラを作ります。だから、食後高血糖を起こしやすいような人（甘いものを食べたあとにかえってイライラしたことがある人、炭水化物を摂ると眠くなりやすい人など）は、イライラしたときほど甘いものを遠ざけたほうがいいでしょう。

そういうときは甘いものよりも、やっぱりリラックス効果のある食べものを。トマトと魚の組み合わせなんて最強です。トマトにはGABAが、魚にはDHAが豊富なので、リラックス効果が抜群なのです。

トマトと魚介類などをフライパンで煮込んだトマトパッツァ、あるいはトマトと魚をアルミホイルで包んでオーブンで焼くだけのホイル焼きで、交感神経の緊張をとりましょう。トマトパッツァもホイル焼きも、色鮮やかで見た目にもおいしそうなうえ、実は簡単に作れるところも、自信をもっておすすめしたい理由のひとつです。

**◎イライラする夜におすすめなのは……**

・トマトパッツァ
・トマトと魚のホイル焼き

# トマトパッツァ

（材料　２人分）

| | |
|---|---|
| 玉ねぎ………………… | １個 |
| パプリカ……………… | 1/2個 |
| タコ…………………… | 70g |
| エビ…………………… | 70g |
| トマトソース………… | １缶 |
| コショウ……………… | 適量 |

（作り方）

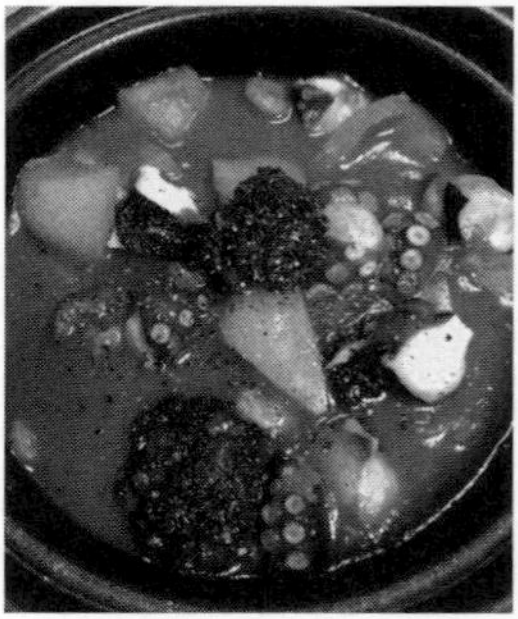

①薄切りにした玉ねぎと一口大に切ったタコとパプリカ、エビと市販のトマトソースを鍋に入れ、火にかける。
②沸騰したら蓋をして、さらに５分ほど火を通し、仕上げにコショウをかけて完成。

## トマトとタラのホイル焼き

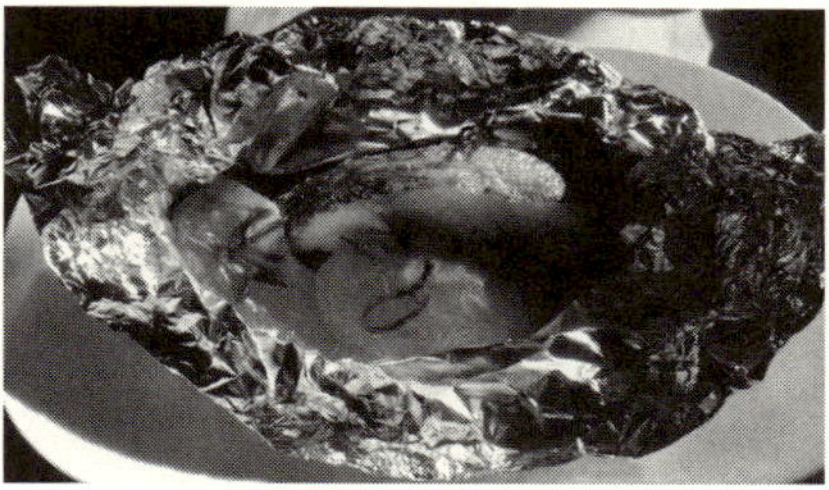

（材料　２人分）

| | |
|---|---|
| タラ…………………… | １切れ |
| トマト………………… | 1/4 個 |
| 塩昆布………………… | 適量 |
| ハーブソルト………… | 適量 |
| バター………………… | 少々 |

（作り方）

①アルミホイルを敷いた上に、ハーブソルトをかけたタラをのせる。

②上にザク切りにしたトマトと塩昆布、バターを置く。

③アルミホイルを閉じ、グリルで 10 ～ 12 分ほど焼いて完成。

# 体が冷える夜には

体を温める食材といえば、ショウガを思い浮かべる人は多いでしょう。最近では、チューブ入りのショウガをもち歩いて、なんにでもショウガをプラスして食べる「ジンジャラー」が増えているそうです。

ただ、「ショウガをどうやって食べるか」によって、体を温めることもあれば、逆に体から熱を奪ってしまうこともあるということを知っていますか？

ショウガの辛み成分である「ジンゲロール」というポリフェノールは、蒸すと「ショウガオール」に変わります。成分が変わると、働きも変わるのです。

生のショウガに多いジンゲロールは、末梢血管を広げ、末端の冷えを取ります。

蒸したショウガに多いショウガオールは、血行をよくして体の深部から温めます。

一見、どちらも同じように体を温める成分のように思うかもしれませんが、まったく別です。むしろ、逆なのです。

ジンゲロールは末端の血管を広げるので、手足の冷えはよくなりますが、体の深部の冷えはかえって悪くなります。飲酒も飲みはじめには末端部の血管を拡張しますが、お酒を一杯飲んで外に出るとすごく寒く感じませんか？　それと同じで、末端の血行がよくなるほど、熱は体外へと逃げていきます。

一方、ショウガオールは、体内の脂肪や糖質の燃焼を促すことで体温を上げるので、体の芯から温まるのです。

たとえるなら、ショウガオールは〝ポット〟のように熱を内側にとどめ、ジンゲロールは〝湯呑み〟のようなもので、表面は一時的に温かくなるもののしばらく経つと熱を逃がしてしまいます。

末端冷えだったら生のショウガ（ジンゲロール）、体の芯から冷えているときには蒸したショウガ（ショウガオール）と、使いわけてください。漢方でも、ショウガは生薬として使われていますが、「生姜（ショウキョウ）」「乾姜（カンキョウ）」と使いわけられています。生のショウガを乾燥したものがショウキョウで、蒸してから乾燥したものがカンキョウです。

カンキョウは体を内側から温める作用が強いので胃腸の冷えからくる下痢や便秘、腹痛などに使われる一方、ショウキョウは吐き気や食欲不振の改善のほか、解熱剤としても使われます。解熱剤って、意外ではありませんか？

体が熱っぽいときに、熱を逃がしてくれるのが、ショウガでありジンゲロールなのです。だから、ジンジャラーの方は、体を温めるためにショウガをもち歩くのなら、生のショウガではなく、カンキョウのほう、つまり蒸したショウガにしましょう。

また、意外なところでは、ごはんやパンなどの炭水化物はすぐにエネルギーとして使われやすいので、体が温まります。もちろん、これまで繰り返しお伝えしたとおり、糖質の摂りすぎは自律神経を乱すのでおすすめしませんが、要らないわけではありません。ブドウ糖も私たちの体にとって必要なエネルギー源なので、糖質の控えすぎもよくないのです。

ですから、糖質をすべてカットする糖質制限食には、私は反対です。私自身も、朝・昼はごはんやパンなどの主食はあまりとりませんが、夕食では普通にごはんを1膳分食べています。

さて、冷えの話に戻しましょう。ショウガや炭水化物といった体を温める食材を紹介しましたが、そもそも冷えない体を作ることも大事です。冷え性は、いくら着こんでも改善しないので、内側から熱を作る体に変えていかなければいけません。

そのために必要なのは、筋肉をつけること。冷えを根本的に解消するには、タンパク源を摂って運動して筋肉をつけるのが一番です。

体が冷えやすい人は、食事だけではなく、体を動かすことも意識しましょう。

**◎体が冷える夜におすすめなのは……**

・末端の冷えには、生のショウガ（ショウキョウ）
・全身の冷えには、蒸しショウガ（カンキョウ）
・冷えない体を作るには、「運動＋タンパク源」で筋肉をつける

## 蒸しショウガの作り方

（作り方）

①ショウガはよく洗い皮ごとスライスする。

②シリコンスチーマーに入れカラッとなるまで電子レンジで加熱する。

③室内に置いて乾燥させて完成。

乾燥したら、砕いて粉末状にしても◎。

※蒸しショウガは、密閉された容器に入れて常温で保存してください。生のショウガよりも、長もちします。

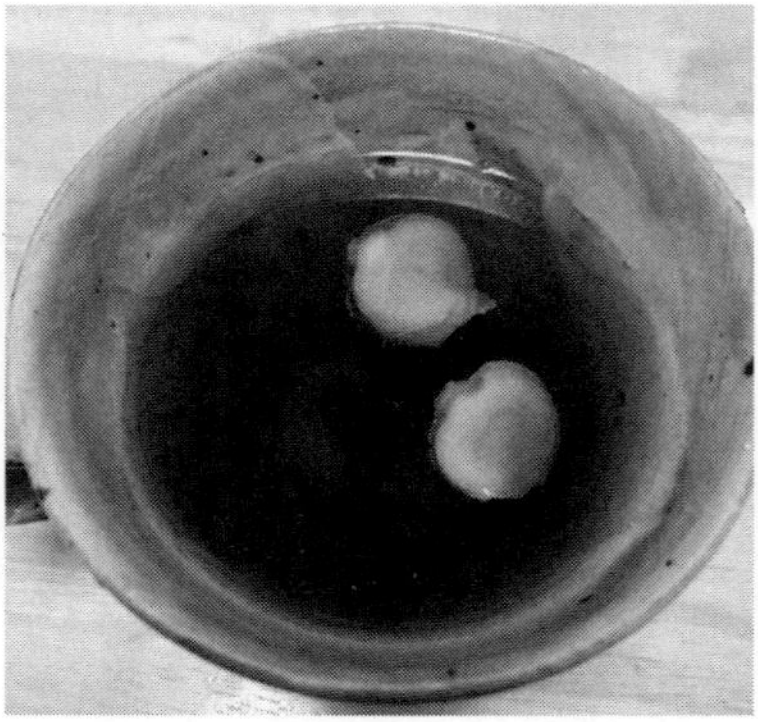

紅茶などに入れてもおいしいです。

# なかなか眠れない夜

年齢に関係なく、眠りに問題を抱える人は多いです。

自律神経との関係で言えば、日中高まっていた交感神経の活動が夜に向かって鎮まり、自然に副交感神経優位に切り替わっていくと、眠りやすくなります。

ところが、昼間にがんばりすぎたり、ストレスが多かったりすると、高まった交感神経がなかなか鎮まらず、眠りたいときに体がアクティブモードからなかなか抜け出せず、寝つけなかったり、眠りの質が悪くなったりするのです。

子どもの頃、次の日にワクワクするような予定があると、興奮して眠れませんでしたよね。実は私も、大人になったいまでもゴルフの前日に眠れなくなったりすることがあるんです。ワクワクする気持ちが、自律神経のアクティブモードからリラックスモードへの切り替えを妨げてしまうことがその一因です。

交感神経が緊張していると、末梢血管がキュッと閉まってしまうので、熱を閉じ込めて深部体温（体の内側の温度）が下がりません。本来は、末梢血管が開いてこそ、温かい血液が末端に運ばれて手足の温度が少し上がり、同時に手足から熱が逃げていくので深部の温度が下がっていき、眠りに入っていくのです。

交感神経優位のまま寝ると、手足が冷たく深部体温はあまり下がらないので（つまりポット状態です）、眠れたとしても眠りの質が悪くなります。そして睡眠不足になると、イライラして交感神経が緊張しやすくなるので、ますます自律神経は乱れる方向に……。

冷えて眠れない、イライラや心配事があって眠れない、あるいはハッピーなことがあって興奮して眠れないなど、眠れない理由はいろいろあると思いますが、共通して言えるのは、交感神経優位から副交感神経優位に切り替えて、手足の血管を開いてあげるのが大事ということです。

だから、夕食にはＧＡＢＡやトリプトファン、ＤＨＡなどのリラックス効果のあるもの（105ページ参照）、カプサイシン（唐辛子）やショウガなど体が温まるものを食べるといいでしょう。

それから、寝る前にベッドの上で手足を温める体操をするのも効果的です。体操といっても簡単なことなので、ぜひ試してみてください。

①体育座りをして、両手で膝を抱え、ギュッと全身を丸める
※このとき、口は軽く開いて力みすぎないようにしましょう
②30秒間、①の状態をキープ
③力を抜いて、大の字になって寝転び、手足をぶらぶらと揺らす

ギュッと全身を丸めたときに閉まった血管が、力を抜いた瞬間にパッと広がり、血流が再開すると、再開した刺激でまた血管が広がります。③で大の字になったときに手がじんじんするのは、血流が再開した証しです。

この体操は、①で体育座りをしている様子が悲しげでいじけた感じがするので、「寂しん坊体操」と名づけました。この寂しん坊体操を2、3回繰り返すと、末端の血流が改善して手足が温まるので、そのまま布団に入ると深部体温が効率よく下がって寝つきがよくなります。

おすすめは、体が温まってホッとする「ホットトマトジュース」を飲んでから、寂しん坊体操をして眠るということ。ショウガ湯も手足がポカポカして寝つきがよくなると言われますが、ショウガ湯を飲むときにはハチミツや砂糖、黒糖などの甘みを足してしまいますよね。そうすると血糖値を上げるので、寝る前にはNGです。同じ理由で、ココアもおすすめできません。

甘味料の入っていないトマトジュースなら、糖質は少なめ。さらにトマトにはイライラや不安を抑え、交感神経を鎮めるGABAのほか、「ペクチン」という食物繊維も多く含まれています。ペクチンは善玉の乳酸菌のエサとなって、乳酸菌を増やす作用もあるので、ホットトマトジュースは翌日の便通にも効果的です。

◎なかなか眠れない夜におすすめなのは……

・夕食にショウガ、カプサイシンを

・ホットトマトジュースを飲んで、寂しん坊体操

## 嵐のような睡眠？「睡眠時無呼吸症候群」に

十分に睡眠時間をとっているのに疲れがとれない、なんだか疲れやすい……。そんなときには、もしかしたら睡眠時無呼吸症候群が隠れているかもしれません。

睡眠時無呼吸症候群とは、寝ている間に何度も呼吸が止まっている状態のこと。ガーッといびきをかいたと思ったら、呼吸が止まり、しばらく経ったら大きく呼吸をして、またいびきがはじまるという、嵐のような呼吸が繰り返されます。

しかも、嵐は呼吸だけではありません。

いびきのあとの呼吸が止まっているときというのは首を絞められているようなもので、交感神経が過度に緊張します。そのときに心臓は強く打っているのに、呼吸をしていなくて力んでいるため足からの血液の戻りが悪くなり、心臓は空打ち状態に。そうすると、心臓から血液が出ていかないために血圧がスーッと下がっていきます。

数十秒経って呼吸が再開すると、途端に血液が帰ってきて、強く動きはじめた心臓に血液が送り込まれてはどんどん出ていき、ストレスで収縮した血管をどんどんとおっていくため、今度は血圧はガーンと上がります。

呼吸だけではなく、自律神経も心血管系も嵐のように乱れているわけです。それでは疲れがとれるわけがありません。それだけではなく、睡眠時無呼吸症候群があると、寝ている間や起床後に突然死を引き起こしやすくなります。

さらに、寝ている間に交感神経が過度に高まっているため睡眠の質は悪くなり、消化活動を邪魔するので、腸内環境も悪くなります。

睡眠時無呼吸症候群は首まわりに脂肪がついたり、もともと顎が小さかったりして、寝ている間に喉や気道が塞がってしまうことが主な原因です。眠ると筋肉も緩むので、空気の通り道が塞がりやすいのです。

最近太ってきた人、小顔が自慢の人、いびきをかいて寝ている人は、睡眠時無呼吸症候群のリスク大。知らない間に呼吸が止まっているかもしれません。

睡眠時無呼吸症候群を防ぐには、糖質を抑えて脂肪をため込まないこと、筋肉をつけることが大事です。

★番外編★

# 季節の変わり目の片頭痛には

天気が崩れると頭が痛くなる。季節の変わり目には頭がズキズキする日が多い。そんな悩みを抱えている人は多いと思います。

季節の変わり目や天気の崩れといった、気圧や気温が変化するときには自律神経が乱れやすいのです。気圧が低下すると、私たちの体は本能的にそのことを感じて、交感神経を緊張させて末梢血管を収縮させてしまいます。

「病は気から」の「気」には、天気や気候、気圧の「気」も含まれるのでしょう。

片頭痛は、脳の血管が一旦収縮したあと、血管が拡張したときに、まわりの神経を刺激することで起こります。ただでさえ交感神経が緊張しやすい季節の変わり目や天気の悪い日に、ストレスや睡眠不足などが重なって、さらに交感神経が緊張すると、副交感神経が優位になったタイミングで収縮していた血管が開くことで片頭痛がより強く出やすくなるのです。

季節や天気の変化に伴う片頭痛を起こしにくくするには、自律神経を安定させること。一番のポイントは、片頭痛の直前に起きる交感神経の過度な緊張を抑えることです。言い換えれば、ストレスを受けても交感神経が過度に緊張しないようにするということ。


ストレスに強くなるには、青魚の油に多く含まれるＤＨＡ（ドコサヘキサエン酸）を意識的に摂りましょう。そしてリラックス効果のあるトリプトファン、ＧＡＢＡも、片頭痛予防にも役立ちます。

もうひとつ、付け加えると、片頭痛の原因となる食べものを控えることも大事です。チーズやチョコレート、ピーナッツバター、ピクルス、赤ワインは、お好きですか？

赤ワインのつまみにチーズやピクルスはぴったりですよね。残念なお知らせですが、これらに共通して含まれる「チラミン」という物質は、血管に作用して片頭痛を誘発することが知られています。スナック菓子やうまみ調味料に含まれる「グルタミン酸ナトリウム」も同様です。

あまり神経質になる必要はありませんが、もしこれらを食べたあとに頭が痛くなりやすいなど、思い当たる節がある方は控えたほうが「気」の変化に左右されずにすごすことができると思います。

**◎季節の変わり目の片頭痛を起こしにくくするには……**

・ＤＨＡ、トリプトファン、ＧＡＢＡでリラックス
・チラミン、グルタミン酸ナトリウムにご注意を

# 第四章

# 悩み別・おすすめ食材とレシピ

この章では、自律神経との関係が深い「血管」「腸」、そして「免疫」にかかわる不調・悩みを取り上げ、「自律神経と血管」「自律神経と腸」「自律神経と免疫」を同時に整え改善できる食事を紹介します。気になる悩みから、読んでいってください。

## ★「自律神経」と「血管」を整える食事★

# 「スキンケアには気を遣っているのに、肌荒れがよくならない……」

自律神経が乱れると、血流も悪くなるので、肌も荒れやすくなります。

スキンケアには気を遣って、お風呂上りの保湿もしっかりしているのになかなかよくならない……。そういう方は、食事に問題があるのかもしれません。

私のクリニックにいらっしゃる患者さんのなかにも、高血圧や高血糖などの治療のために食生活を見直したところ、肌がきれいになったという方が結構いらっしゃるのです。ある方は、友人から「最近、化粧品変えた?」と聞かれたそうで、とても嬉しそうに報告してくださいました。

変えたのはもちろん化粧品ではなく、食生活です。

肌にいい食事といったら、まず思い浮かべるのは、野菜でしょうか。ビタミンやミネラルが豊富な色とりどりの緑黄色野菜を食べることはもちろん大切です。あるいは、「コラーゲン?」と思う方もいるかもしれませんね。コラーゲンは細胞と細胞をつなぎ、肌の弾力やハリ、血管のしなやかさなどを保つ役割をしているタンパク質なので、たしかに大事な存在です。ただ、コラーゲンがたっぷり入ったフカヒレや豚足などを食べたら、肌もプルプルになるかというと、そうではありません。食事で摂ったコラーゲンは小さな分子に分解されます。一部は体に吸収されると思いますが、それが気になる部分に届くかというと、そうは言えないからです。

多くの患者さんを見てきた経験上、肌の若々しさを保つために一番大事だと思うのは、油の摂り方です。

・「オメガ3系」の油を増やす
・「オメガ6系」の油を減らす

この2つに尽きます。「オメガ3」「オメガ6」といった言葉は最近よく耳にするようになりましたが、知らない方もいると思うので、簡単に説明しましょう。

油（脂質）を作る成分である脂肪酸には、常温で固まる「飽和脂肪酸」と、常温でも固まらない液状の「不飽和脂肪酸」の2種類があります。

さらに、不飽和脂肪酸は、化学式の違いから次の3つにわかれます。

・「オメガ3系脂肪酸」

・「オメガ6系脂肪酸」
・「オメガ9系脂肪酸」

オメガ3系脂肪酸の代表が、魚の油に多く含まれる「EPA（エイコサペンタエン酸）」「DHA（ドコサヘキサエン酸）」と、「αリノレン酸」で、オメガ6系脂肪酸の代表が「リノール酸」、オメガ9系脂肪酸の代表が「オレイン酸」です。

オレイン酸というのは、オリーブオイルや一部の紅花油、ヒマワリ油などに多く含まれているのですが、オレイン酸については一旦、置いておきましょう。特に大事なのは、オメガ3とオメガ6のバランスですから。

オメガ3系脂肪酸のひとつであるαリノレン酸は、体内でその5%程度がEPAやDHAに変換され、オメガ6系脂肪酸のひとつであるリノール酸は、体内で「アラキドン酸」というものに変換されます。

そして、「EPA÷アラキドン酸」の比率が0・75を下回ると、動脈硬化が進み、血管が老化しやすいことがわかっています。つまり、アラキドン酸の摂取量がEPA

よりも増えるとよくないのです。

**〈脂肪酸の種類〉**

◎オメガ3系脂肪酸……EPA、DHA、αリノレン酸　など
（オメガ3系脂肪酸を多く含むのは）青魚の油、エゴマ油、アマニ油　など

◎オメガ6系脂肪酸……アラキドン酸、リノール酸　など
（オメガ6系脂肪酸を多く含むのは）大豆油、コーン油、ヒマワリ油、ベニバナ油　など

◎オメガ9系脂肪酸……オレイン酸　など
（オメガ9系脂肪酸を多く含むのは）オリーブオイル、ハイオレックタイプの紅花油・ヒマワリ油　など

◎飽和脂肪酸……ラウリン酸、パルミチン酸、ミリスチン酸　など
（飽和脂肪酸を多く含むのは）ラード、バター、ココナッツオイル、パーム油　など

なぜ、アラキドン酸の摂取量がＥＰＡよりも増えると、血管の老化が進みやすいのでしょうか。その理由として、「炎症」がかかわっているのではないかと言われています。アラキドン酸は摂りすぎると体内で炎症を促し、ＥＰＡやＤＨＡは逆に炎症を抑える働きをするのです。

炎症と急に言われても、ピンとこないかもしれませんね。「赤み、発熱、腫れ、疼痛」というのが炎症の４主徴です。わかりやすい例を挙げれば、蚊に刺されて腫れた、風邪で熱が出たといったものが典型的な炎症です。

こうした急性の炎症であれば害はありません。むしろ、治っていく過程で必要不可欠なプロセスです。ところが、炎症が慢性化すると、火種がプスプスとくすぶり続けているようなもので、問題を引き起こします。

肌の炎症は、肌荒れや皮膚の老化につながります。

では、なにが慢性的な炎症の原因になるのかというと、肥満という大きな要因もありますが、油の摂り方もとっても重要なのです。

それが、「オメガ3系の油を増やす」「オメガ6系の油を減らす」ということです。

オメガ3系脂肪酸もオメガ6系脂肪酸も、体内で合成することができない必須脂肪酸なので食事から摂らなければいけないのですが、オメガ6系脂肪酸は、現在ほとんどの人が摂りすぎています。

外食や総菜の揚げもの、炒めものに使われているのはほとんどがオメガ6系の植物油です。イタリアンならオリーブオイルを使っていると思いきや、加熱調理にはオメガ6系の油が使われていることが多く、イタリアンレストランで外食をしたあとには体内でアラキドン酸が増える傾向があります。

そのほか、お菓子やパンなどの加工品にも、オメガ6系の油が多く使われています。原材料に書かれている「植物油脂」「植物油」の多くは、オメガ6系脂肪酸または飽和脂肪酸です。

## 残念な魚好きになっていませんか?

そこで、私がいつもお伝えしているのは、まずはEPAとDHAがそのまま摂れる魚を食べるということ。タンパク源が肉に偏っている人は多いのです。私は、「昨日の晩はお肉だったから、今晩は魚」というように、交互に食べることを意識しています。

また、「毎日魚を食べています」とおっしゃる患者さんでも、血液中のEPA、DHAの量を測ってみると、不足していることが結構あります。原因は、食べ方です。

EPAとDHAは魚の油に含まれているので、魚をいつも食べているとはいっても、肉の油を落とすように魚の油を落としてしまってはEPA、DHAは増えません。たとえば魚はいつもグリルで焼くという人は、大事な油を落としてしまっています。干物も、天日干しにするときにEPAやDHAが酸化されてしまう可能性が高い。

一番いいのは、刺身やカルパッチョなど、生でいただくことです。その次におすすめなのが、煮魚やスープ、ホイル焼きなど、油を逃さず、油ごといただけるメニューです。

魚をとることの次に大事なのが、体内で一部がEPAやDHAに変換されるαリノレン酸を多く含むアマニ油やエゴマ油などを摂ること。ただし、これらの油は熱に弱いので、加熱調理には向きません。

醤油やポン酢と混ぜてドレッシング代わりにする、冷奴や納豆にかけるなど、「かける」油として使ってください。熱に弱いとはいえ、温かいスープやみそ汁の仕上げにかける程度なら問題ないのでおすすめです。

そして、家で炒めものや焼きものなど加熱調理をするときの油は、オメガ6系ではなく、オメガ9系のオリーブオイルやハイオレックタイプ（オレイン酸の含有率を増やしたもの）の紅花油・ヒマワリ油を使いましょう。

肌のトラブルは心にも影響します。特に女性は、肌が荒れているとイライラしたりテンションが下がったりしませんか？

そのストレスが自律神経にも作用します。自律神経が乱れれば肌荒れが起こりやすいのと同時に、肌が荒れているとストレスから自律神経を乱しやすいとも言えます。

そういう意味で、油の摂り方に気をつけることは肌と自律神経の両方に効果的です。

## 〈油の摂り方の法則〉

①オメガ6系脂肪酸を減らす

◎調理油は、オリーブオイルなどのオメガ9系の油を使う

◎外食やお惣菜は、油を使った料理は控えめに

◎お菓子やパンなどの加工品に使われている「植物油脂」「植物油」も、オメガ6系と飽和脂肪酸が多いので気をつけて

②オメガ3系脂肪酸を増やす

◎EPA、DHAが豊富な魚を食べる

◎料理の仕上げにオメガ3系油をかける

◎くるみを食べる（ナッツ類のなかでもオメガ3系脂肪酸が多いのがくるみです）

## 「最近、抜け毛が増えたような……」

ある程度の年齢になってくると、誰もが気になるのが髪の毛のこと。昔よりも薄くなったような、細くなったような……と気にしている人は多いでしょう。

髪の毛に栄養を送っているのも、血管です。

髪の毛の末端は丸くなっていて（「毛球」と言います）、その先端にある「毛乳頭」が、まわりで細胞分裂を繰り返している「毛母細胞」に指令を出し、髪の毛を作り出しています。そして、毛球のまわりには毛細血管がびっしりと集まっていて、栄養や酸素を毛乳頭に届けています。

だから、髪の毛の健康を保つには、血行をよくすること、特に体の隅々にまで栄養を送り届けている毛細血管の血流をよくすることが大切です。自律神経を整えて血行を改善することは、髪の毛の健康にとってもプラスになります。

よく「抜け毛予防には頭皮マッサージがいい」と言いますよね。これも、毛細血管の血行をよくするためです。

では、食事はと言うと、血行をよくすること、血行不良の背景に潜んでいるかもしれない炎症を取り除くことがポイントなので、前項で説明したEPAとDHAがやっぱり大事です。実際、私の患者さんのなかにも、高脂血症の治療のために高純度のEPA・DHA製剤を飲んでいたら、半年ほどで髪が増えて白髪から黒髪に変わった方がいらっしゃいました。


また、毛細血管にいい食材として最近注目されているのが、シナモンです。なぜシナモンがいいのかをお伝えする前に、まずは毛細血管の構造について説明しましょう。

動脈と静脈をつなぐ細い血管が毛細血管で、血管の9割を毛細血管が占めています。動脈や静脈は内膜・中膜・外膜の3層でできている一方、毛細血管は、内膜の1層のみ。細くもろく傷つきやすい血管です。

内皮細胞のまわりを壁細胞（周皮細胞）が取り巻いた構造になっていて、内皮細胞と壁細胞がしっかり結びついていれば安定するのですが、内皮細胞と壁細胞、内皮細胞同士の結びつきがゆるむと、傷つきやすくなります。

この内皮細胞と壁細胞、内皮細胞同士をくっつける〝糊〟のような役割をしているひとつが「Ｔｉｅ２（タイツー）」という受容体で、タイツーが活性化すると内皮細胞と壁細胞、内皮細胞同士がくっつき、毛細血管が修復されることがわかってきました。そして、シナモンには、このタイツーを活性化する作用があるのです。

そのほか、ルイボスやカリン、グアバなどにも同じ作用があると言われているので、ルイボスティーを飲むのもいいですね。


もうひとつ、毛細血管にダメージを与える活性酸素から守るために、抗酸化作用のある食べものをとることも大切です。

特に強い抗酸化作用をもつのが、「抗酸化ビタミン」と呼ばれる、βカロテン、ビタミンE、ビタミンC。なかでもビタミンEは、強力な抗酸化作用に加えて、毛細血管の血行をよくする作用もあります。

また、野菜や果物に含まれる「ファイトケミカル（フィトケミカル）」も抗酸化物質の代表です。ファイトケミカルは、植物が紫外線や害虫から身を守るために自ら作り出しているもの。その力を借りるわけですから、ありがたくいただきましょう。

おすすめの食材をひとつ挙げるなら、「最強の抗酸化食材」と言われるブロッコリースプラウトです。最強と言われる所以は、ファイトケミカルの一種であるスルフォラファンと、ビタミンEが多く含まれていること。ただし、同じ野菜を毎日食べるより、複数種類の抗酸化ビタミン、ファイトケミカルを組み合わせて摂ったほうが、抗酸化力はさらにアップします。

抜け毛は、一度の食事でよくなるわけではありませんから、毎回の食事に、毛細血管を守り、髪の毛の健康を守ってくれる食材をプラスしましょう！

**◎抜け毛対策には……**

・ＥＰＡとＤＨＡたっぷりの魚
・毛細血管を守るシナモン、ルイボスティー
・抗酸化野菜を毎回の食事にトッピング

〈おすすめの抗酸化野菜〉

◎抗酸化ビタミン

・βカロテン…………にんじん、カボチャ、小松菜、ほうれん草

※体内でビタミンAに変換。脂溶性なので油と一緒に摂ると吸収率が高まります

・ビタミンC…………にがうり、ケール、芽キャベツ、赤ピーマン、ブロッコリー

※ビタミンCは水に溶けやすく、光や熱に弱いので、さっと洗って生で食べたり、さっとゆでるか、煮物にするほうが効率的に摂れます

・ビタミンE…………カボチャ、モロヘイヤ　落花生

※脂溶性で、熱にも強く、油と一緒に摂ると吸収が高まります

◎ファイトケミカル

【ポリフェノール】

・アントシアニン……なす、赤玉ねぎ、ブルーベリー

・ナスニン……………なすの皮
・イソフラボン…………大豆
・セサミン………………ごま
・ケルセチン……………玉ねぎ、ほうれん草、ブロッコリー、アスパラ、モロヘイヤ

【カロテノイド】
・リコピン………………トマト、すいか
・カプサイシン…………赤パプリカ、赤唐辛子
・ルテイン………………ほうれん草、ブロッコリー、キャベツ

【イオウ化合物】
・アリシン………………にんにく、玉ねぎ、長ねぎ、ニラ
・スルフォラファン……ブロッコリー、カリフラワー

## 「立ちくらみが続いたら？」

睡眠不足の日や疲れているとき、立ちくらみを起こしたことはありませんか？

立ちくらみは、自律神経失調症の典型的な症状のひとつです。立ち上がったとき、頭を上げたときなどに、ふらついたりクラクラとめまいを起こしたりするのが、立ちくらみ。

立ち上がったときや頭を上げたときというのは、血液が重力に引っ張られて下のほうに集まるので、下半身の血管を収縮して抵抗を上げ、血液を押し上げて上半身の血流を保たなければいけません。ところが、自律神経がちゃんと働かないと、その反応が間に合わず、脳にいく血流が減ってしまうため、立ちくらみが起こるのです。

また、立ちくらみの背景には、貧血、足の筋肉量の低下、脱水が隠れていることもあります。貧血があると血流は保たれていても脳に十分な酸素を運べなくなり、足の筋肉量が少ないと上半身に血液を押し上げる力が弱くなります。そして、水分が不足していると血液の量も減少してしまいます。

だから、立ちくらみを防ぐためのアドバイスは、足の筋肉をつけるためにタンパク質を摂ること、水分を摂ること、そして血液検査で貧血が見つかった場合は鉄分を摂ることです。

水分とタンパク質が同時に摂れる牛乳は、立ちくらみ予防にいいと思います。温めた牛乳（コップ1杯150～200ml程度）に、大さじ1杯程度のきな粉を加えて、ホットきな粉ミルクにしても、タンパク質が増えていいですね。

もちろん、筋肉をつけるにはタンパク質だけではなく適度な運動も欠かせません。椅子やソファーに座ったまま左右の足を交互に上げる、立ち上がってその場で足踏みをする、20センチくらいの台を用意して踏み台昇降運動を行うなど、家でできることであれば、習慣にしやすいのではないでしょうか？

**◎立ちくらみ予防には……**

・ホットミルク、ホットきな粉ミルク

## 「耳鳴りが気になります」

耳鳴りの多くは、耳の老化現象だと言われています。かといって、「年のせいだから仕方のないこと」というわけではありません。

耳は、外耳・中耳・内耳の3つにわかれています。一番外側にある、私たちが思い描く「耳」が、外耳。外耳で集められた音が鼓膜を振動させ、中耳を介して内耳に伝わります。それを一番内側にある内耳の有毛細胞が感知すると、有毛細胞が電気振動に変えて聴神経に伝えます。それが脳に伝わり、私たちは音として認識しているのです。

音を感じて電気信号に変えるという大事な役割を担っている有毛細胞は、つねに音にさらされているので、たえず傷ついては、夜間に毛細血管から運ばれる酸素と栄養によって修復されていると言われています。だから、「聞こえ」を保つにも、毛細血管の血行が大切なのです。

毛細血管を守る食事については、「抜け毛」のところで書いたとおりです。シナモンやルイボスと、ビタミンEなどの抗酸化物質、ＥＰＡ・ＤＨＡでしたね。

そして、血管を開いて血流をよくするには、血管の運転手である自律神経の健康も大事です。リラックスしているときのように副交感神経優位にしてあげると、血液の流れがよくなります。

だから、血管と自律神経にいい食事は、耳にもいいのです。

**◎耳鳴りには……**

・ＥＰＡとＤＨＡたっぷりの魚
・毛細血管を守るシナモン、ルイボスティー
・抗酸化食材

# 耳鳴りと腰痛は似ている⁉

耳鳴りを改善するには毛細血流が大事と書きましたが、もうひとつ、とっておきの方法があります。それは、「気にしない」ということです。

悩んでいる方は「え？」と驚かれたかもしれません。あるいは、ちょっとムッとされたかもしれませんね。

でも、なんでもないときに、静かな部屋でじーっと耳をすませてみてください。ピーッと、耳鳴りのようなものがしてきませんか？

気にしていなかったときにはまったく聞こえなかった音が、意識を集中すると聴こえてくるのです。逆に、意識をほかに向けると、感じなくなるでしょう。

耳を澄ますと実は耳鳴りがしている、という人は結構います。そして、いつも気にしている人は「耳鳴りがする」と言い、気にしていない人はその存在にも気づいていないのです。もちろん重度の場合は別ですが、軽い耳鳴りに限って言えば、「感じ方」

の違いがとても大きいように思います。

足のしびれや腰痛なども同様です。腰痛もちの人は多いのですが、そのうちの7割はストレスなどのメンタルが関係していると言われています。日記に気になる症状とその日の出来事や気分を書き留めておくと、ストレスの原因が見えてきて、症状もやわらいでくるという治療法もあるほどです。

仕事のときには腰の痛みが気になってしょうがないのに、休日のゴルフ中には腰痛のことなんてすっかり忘れていた……なんて方も結構いらっしゃいます。

耳鳴りにしても腰痛にしても、あるいは足のしびれにしても、そのことばかり考えていると、どんどん気になってしまいます。気にしなければ普段の生活に支障がない程度なら、「気にしない」「無視する」ことも有効な方法なのです。

気になる症状を消すことばかり考えて生活するより、もっと楽しいことに意識を向けてはいかがでしょう？　そのほうが、ストレスが減って自律神経のバランスも、血行もよくなって、結果的に耳鳴りや腰痛も軽減されるはずです。

# 「胃がもたれやすい」

食事のあと、食べたものが胃にとどまっているような感じがする。胃が重たい。

胃もたれの原因は、胃の消化活動が弱まっていることです。食べすぎや飲みすぎで胃の消化活動が追いつかなかったり、ストレスで副交感神経が弱まって胃がうまく働いていなかったりすると、胃がもたれやすくなります。

あるいは、脂っこい食事のあとに胃がもたれることは多いでしょう。それは、脂肪を分解するのは小腸で、胃では分解できないので、脂肪分の多い食事が続くと胃への負担が大きいからです。

胃もたれは胃が弱っている証しなので、胃を思いやる食事をとりましょう。

第三章で紹介した、二日酔いで目覚めた朝の食事と基本は同じです。

胃腸の粘膜組織を作り、傷ついた組織を修復する「ビタミンU（キャベジン）」と、胃の粘膜や消化液、消化酵素の材料となる「タンパク質」が大事。ビタミンUが豊富なのはキャベツ、レタス、ブロッコリーなどです。タンパク質は、卵や豆腐、鶏のささみ、白身魚など、消化吸収のよいものを（といっても、胃がもたれているときにガッツリお肉を食べる気にはならないと思いますが）。

胃から分泌される胃液には「ペプシン」というタンパク質分解酵素が含まれていて、タンパク質の一部を胃で消化しています。パイナップルやキウイ、イチジク、ナシなどの果物やきのこ類には「プロテアーゼ」というタンパク質分解酵素が含まれていて、タンパク質の消化を助けてくれます。肉・魚料理のあとにキウイやナシなどの果物を食べると口の中がサッパリしますよね。それだけではなく、胃の消化活動も助けてくれるので、胃もたれ防止にもおすすめです。

ただし、タンパク質分解酵素は熱に弱いので、加熱すると、ほとんど効果が期待できません。「酢豚にパイナップルが入っているのは消化吸収を助けるため」と聞いたことがあるかもしれませんが、残念ながら、そうは言えないのです。ちなみに、マイタケに含まれるタンパク質分解酵素は熱にも強いことが知られています。

さらに、糖質を消化する酵素の「アミラーゼ」、タンパク質分解酵素の「プロテアーゼ」、脂肪分解酵素の「リパーゼ」のすべてを含んでいることで有名なのが、大根です。アミラーゼやリパーゼも熱に弱いので、加熱せずに、大根おろしや大根サラダなど、生で食べるほうが酵素の力をたっぷりいただけます。

未消化のタンパク質が腸に運ばれていけば、腸内環境の悪化につながります。胃がもたれているときには、胃の粘膜を守るビタミンU、タンパク質を摂り、生の野菜や果物、きのこがもっている酵素の力を借りましょう！

そしてもうひとつ忘れてはいけないのが、食べすぎない、飲みすぎないこと。胃もたれしやすい人は、一回の食事の量が多いのかもしれません。とくに脂肪分が多い食事、胃を刺激する食事（辛いもの、塩分が多いもの、甘いもの）は胃もたれを起こしやすいので、気をつけましょう。

**◎胃がもたれているときには……**

・卵と豆腐とレタスのあんかけ（ビタミンU×消化吸収のいいタンパク質）

## 卵と豆腐とレタスのあんかけ

（材料　２人分）

| | |
|---|---|
| だし汁…………………… | 約150cc |
| 木綿豆腐……………… | １丁 |
| めんつゆ（ストレート） | 大さじ３～４ |
| 片栗粉…………………… | 適量 |
| レタス…………………… | ２～３枚 |
| 卵………………………… | １個 |

（作り方）

①だし汁に木綿豆腐を大きめに崩して入れて火にかけ、そこにめんつゆを加える。

②さらに水で溶いた片栗粉を入れ、とろみが出てきたところにちぎったレタスを入れる。

③レタスがしんなりしてきたら、溶き卵を加えて火を止め、余熱で卵に火を通す。

④最後に顆粒だしで味を整えて完成。七味や鰹節をかけてもいいでしょう。

## 「便秘になりやすい」「下痢しやすい」「便秘と下痢を繰り返す」

便秘も下痢も、自律神経の乱れと大いに関係しています。

食事をすると、食べたものは口、食道、胃、十二指腸と消化管を通り抜けながら分解され、必要な栄養素だけが小腸から吸収されていきます。そして、残ったカスは大腸を通り抜けながら、7~8割の水分が吸収され、はがれた腸の粘膜や腸内細菌の死骸などと合流して便に。そして少しずつ直腸に送られ、ある程度たまったところで便意を催し、排出されるのです。

腸の動きをコントロールしているのも、自律神経ですよね。ですから、自律神経が乱れると排便も正常に行われなくなります。

副交感神経の働きが弱まって、大腸のぜん動運動が減ってしまうと、便が大腸内をスムーズに流れなくなり、長時間、大腸のなかにとどまることになるので、必要以上に水分が吸収されて便が固くなり、便秘に。

逆に、ストレスによって自律神経が乱れ、大腸の過度な収縮が起こりすぎると、ほとんど水分が吸収されないまま便が直腸へと送られてしまいます。これが、腹痛や下痢の原因となるのです。

また、大腸のぜん動運動が活発になりすぎると、腸がけいれんして便がスムーズに流れず、コロコロとした便になったり、排便後も便が残っている感じがしたりするほか、便秘と下痢を繰り返すこともあります。

そのほか、便意を我慢しているうちに便意を感じにくくなって便秘がちになったり、筋力の衰えで便をスムーズに押し出せなかったりといったこともありますが、自律神経の乱れが便秘や下痢を引き起こしていることは多いのです。

逆に言えば、自律神経を整えることで腸の動きも正常化し、便秘や下痢もよくなるということです。

そのためには、ひとつは、ストレスを受けても自律神経が乱れないよう、抗ストレス作用のあるＤＨＡ、リラックス効果のあるトリプトファンやＧＡＢＡを摂ること。

DHAが豊富なのは魚、オメガ3系の油、くるみや栗など。トリプトファンは、魚介類や鶏肉、卵、豆腐、バナナ、ピーナッツ、アーモンド、牛乳などです。

GABAは、すでに紹介したようにトマトがいちおしですが、みかんや発芽玄米にも多く含まれています。「こたつでみかん」が落ち着くのは、もしかしたらGABAのおかげかもしれません。

そしてもうひとつ、腸の動きを正常化するには、腸内環境を整えて自律神経を整えるというアプローチもあります。腸と自律神経がお互いに影響を与え合っていることは第一章でお伝えしたとおりです。

腸内環境を整えるとは、腸内細菌のバランスを善玉菌多めに変えるということです。「善玉菌：悪玉菌：日和見菌＝2：1：7」のバランスが理想的と言われています。そのためには、善玉菌そのものを増やすことと、善玉菌が喜ぶもの（善玉菌の好物）を増やすことの2つの方法があります。

善玉菌の代表と言えば、ビフィズス菌や乳酸菌ですよね。こうした善玉菌を多く含んでいるのが、ヨーグルトや納豆、みそ、チーズ、ぬか漬け、醤油、塩麹、甘酒などの発酵食品。一方、腸内の善玉菌の好物が、食物繊維やオリゴ糖です。これらが腸にいいことは、この本を手に取ってくださるような健康意識の高い方なら、すでにご存じでしょう。

意外と知られていないのは、食物繊維には2種類あるということ。水に溶ける「水溶性食物繊維」と、水に溶けない「不溶性食物繊維」があり、善玉菌の好物で乳酸菌やビフィズス菌を増やして腸内環境を整えるのは水溶性食物繊維のほうです。

食物繊維が豊富なイメージのあるものは大抵、水溶性食物繊維も不溶性食物繊維もどちらも含まれていますが、ほとんどは不溶性のほうが多いのです。たとえば、ゴボウは「可食部100gあたり水溶性2・3g、不溶性3・4グラム」、切り干し大根にいたっては「水溶性5・2g、不溶性16・1g」です。意識して摂らなければ、水溶性食物繊維のほうが不足してしまいます。

水溶性食物繊維は水に溶けてゲル状になって便をやわらかくするのに対し、不溶性食物繊維は水分を吸収して便のカサ増しをします。便秘が続いているときに不溶性食物繊維をたくさん摂ると、すでに詰まっているところにさらに固形物を送り込むことになり、より詰まらせてしまうことがあるので気をつけてください。

便秘が続いているとき、特にお腹が張ってコロコロした便しか出ないようなときに積極的に摂りたいのは、不溶性食物繊維ではなく、水溶性食物繊維のほうなのです。

また、ビタミンCも、便をやわらかくする作用があります。キウイやみかんを食べてお腹を壊したことはありませんか？　どちらもビタミンCが豊富な果物ですが、一度にたくさん摂りすぎるとお腹がゆるくなります。ガンコな便秘には、ビタミンCも効果的です。さらに、エキストラバージンオリーブオイルを大さじ1杯ほど飲んでみるのもいいでしょう。

ところで、「抜け毛」の話のところで、毛細血管を元気にするにはストレスで増えた活性酸素を取り除くための抗酸化物質も大事と書きました。腸でも、増えすぎた活性酸素は腸内細菌にダメージを与えます。ですから、ブロッコリースプラウトをはじめ、142ページで紹介したような抗酸化食材は、腸内環境を整えるのにも役立ちます。

## ◎便秘、下痢になりやすい人は……

・善玉菌を多く含む食材で腸内環境を整える
・便秘には水溶性食物繊維やビタミンC、エキストラバージンオリーブオイル

**〈腸が喜ぶ食べ物〉**

◎発酵食品……善玉菌が豊富
ヨーグルト、キムチ、納豆、チーズ、酢、みそ、醤油

◎オリゴ糖……善玉菌の好物。とくに難消化性のオリゴ糖は血糖値を上げにくく、善玉菌を増やしてくれます
大豆、バナナ、玉ねぎ、ハチミツ、きな粉

◎水溶性食物繊維……善玉菌のエサとなって腸内環境を整える
なめこ、りんご、イチジク、こんにゃく、こんぶ、ワカメ

◎不溶性食物繊維……便のカサ増しをする
ごぼう、カボチャ、にんじん、大豆、きのこ類、いも類、りんご、みかん

※りんごやみかんといった果物などに含まれる食物繊維「ペクチン」は、成熟するにつれて水溶性食物繊維に変わります。

# 女性も男性も更年期障害は、自律神経から

女性は、40歳をすぎる頃から女性ホルモンの「エストロゲン」の分泌量が急激に減ります。このことが自律神経を乱し、ほてり、のぼせ、発汗といった不調を招くことはみなさん知ってのとおりです。だから、自律神経を整えておくことが大切。

また、更年期の不快な症状をやわらげるには、大豆に含まれる「イソフラボン」がいいということも、よく知られていますよね。イソフラボンは、エストロゲンに似た構造をしていて、体内で女性ホルモンのような働きをしてくれます。

女性ホルモンの分泌量は、20代半ば頃がピークです。30歳を超えたら、ホルモンバランスを保つために大豆や大豆食品を意識的にとり入れましょう。

イソフラボンは、大豆や大豆食品のなかでは糖がくっついた形（配糖体と呼ばれます）で存在していて、腸内細菌の働きで糖が切り離されたあと、腸から吸収されます。このとき、イソフラボンのまま吸収されることもあれば、「エクオール」という

成分に変換されて吸収されることもあります。そして、エクオールはイソフラボンよりも、女性ホルモンとしての働きがより強いのです。

このエクオールを体内で作りやすい人と、作りにくい人がいます。その差はなにかと言えば、腸内環境です。イソフラボンをエクオールに変えてくれるのも、腸内細菌なのです。作りやすいかどうかは、生まれもった腸内細菌叢の差もありますが、食生活も影響していることがわかってきています。たとえば、食物繊維や緑茶、魚の油の摂取量が多い人のほうが、作りやすいことが報告されています。いずれにしても、イソフラボンを吸収するのも、エクオールを作り出すのも腸なので、腸内環境をよくするにこしたことはありません。

年齢とともに女性ホルモンが減っていくのは自然なこと。その分、大豆のイソフラボンや、腸内細菌が作るエクオールの力を借りましょう!

特にみそや納豆などの発酵された大豆食品は、腸にもいいうえ、すでにイソフラボンが糖とくっついていない状態であるため体内に吸収されやすいのでおすすめです。ちょっと甘いものが食べたいときには豆乳で作られたヨーグルトもあります。

ここまでは女性の更年期障害の話でしたが、男性にも更年期障害はあり、最近注目されています。

女性の更年期障害の背景に女性ホルモンの減少があるように、男性の更年期障害は、男性ホルモン「テストステロン」の減少が関係しています。そして、このテストステロンの減少にも、自律神経が大いに関係しているのです。

テストステロン量を保つには、交感神経と副交感神経を適度にバランスよく使う生活が大切。ストレス続きで交感神経が緊張しっぱなしでもダメですし、生活にメリハリがなく交感神経がまったく働かないのもよくありません。

ではどういう生活がいいのかと言えば、適度に運動すること、いくつになってもドキドキ・ワクワクを忘れないこと、パートナーがいらっしゃる方は仲よくすることなどでしょうか。

筋肉を動かすとテストステロンが作られると言われています。また、ドキドキ・ワクワクといった感情も脳や交感神経を活性化してテストステロンの分泌を増やしてくれるので、夫婦仲も大切なのです。

それから、睡眠も大事です。睡眠中はテストステロンの分泌量が増えると言われているので、睡眠不足はテストステロン不足につながります。

さて、食事はと言えば、自律神経のバランスがテストステロン量にも関係しているので、自律神経にいい食事はテストステロンを守るためにもいいはずです。なかでも具体的な食材をあげるとすれば、注目されているのが玉ねぎです。

玉ねぎに含まれるアリイン類という成分がテストステロンを増やすという研究結果が出ています。ただし、アリイン類を効果的に摂るには、あまり切らず、長く加熱しないこと。

たとえば、皮をむいた玉ねぎの両端だけを切り落として丸ごと耐熱皿に乗せ、ラップに包んで電子レンジで温める。ポン酢やドレッシングをかけたら、できあがりです。これぞ男の手料理という感じですが、玉ねぎの甘みが増して意外とおいしいですよ。

## 「風邪症状がだらだら続く」「風邪を引きやすい」

ストレスが免疫力を下げるということは、言うまでもありませんよね。疲れているときほど風邪を引きやすかったり、忙しい日々をギリギリなんとか乗り越えてホッとした途端に風邪を引いたり。そうしたことはみなさん経験があるでしょう。

自律神経について言えば、ストレスがかかると、交感神経が刺激されますよね。そして、交感神経の刺激は免疫にも直接的に影響を及ぼしていることが、最近の研究で次々にわかってきたのです。

少しややこしい話になりますが、交感神経が興奮すると「ノルアドレナリン」という神経伝達物質を出して「アクティブモードだよ!」といろいろな臓器に伝えます。そのメッセージ(神経伝達物質)を受けて、心臓が心拍数を上げたり、血管が収縮したりするわけです。

同じように、免疫細胞の細胞膜や、免疫細胞たちの活動の場であるリンパ器官にも交感神経からのメッセージを受け取る「受容体」がたくさんあることがわかってきて、どうやら交感神経は免疫細胞の動きにも直接的に影響を及ぼしているようなのです。

基本的には、交感神経がやや優位にある日中は、免疫細胞のひとつで、全身をパトロールしながら外部から侵入した細菌などを見つけてやっつける「好中球」の働きが活性化しています。一方で、チームを作って外敵をやっつける「リンパ球」はリンパ節に集まり、スタンバイ状態に。

アクティブモードにある日中は、病原体に出会うリスクも高まるため、理にかなっているのでしょう。

ところが、ストレス続きで交感神経が高まりっぱなしになっていると、こうした免疫のバランスも乱れてしまいます。

ちょっと小難しい話になりましたが、ストレス続きで疲れがたまっているときには自律神経のバランスも崩れれば、免疫のバランスも崩れやすいということです。だから、風邪も引きやすいし、だらだら続きやすいのでしょう。

そういうときには、食事でバリアを高めましょう。

意識的に摂ってほしいのが、ビタミンA、アリシンです。

ビタミンAは、「目にいい」というイメージが強いかもしれませんが、それだけではなく、喉や鼻の粘膜を保護・強化する作用もあります。喉や鼻は、ウイルスが侵入してくる入り口。ビタミンAで守りましょう。もちろん、うがい・手洗いも大事です。

ビタミンAが多く含まれるのは、レバーやウナギ、イカなど。ですが、レバーやウナギは普段の食卓にはあまり登場しないかもしれませんね。とくにレバーは苦手な人も多いでしょう。

そこで、代わりに摂りたいのがβカロテンです。βカロテンは、ホウレン草やモロヘイヤ、にんじん、カボチャ、ブロッコリーといった緑黄色野菜に多く含まれる抗酸化物質で、体内で必要に応じてビタミンAに変わります。ビタミンA、βカロテンは脂溶性なので、油で炒める、オイル入りのドレッシングをかける、ごま和えにするなど、油と一緒に摂ると吸収率が上がりますよ（油の使い方は137ページを参考に）。

もうひとつのアリシンは、にんにくやニラ、玉ねぎ、長ねぎなど、ユリ科の植物に含まれる香り成分です。リンパ球などの免疫細胞を増やしてくれると言われていますす。にんにくもねぎ類もそのまま置いてある分には、臭いはしませんよね。でも、刻むと独特な臭いを発します。それは、細胞が壊されることでアリインという成分が、アリシンに変わるからです。

もともとのアリインも強い抗酸化作用をもっていますが、免疫力を高めて抗菌・殺菌作用をもつのはアリシンのほう。風邪対策には、にんにくもねぎもよく刻んだほうが、効果がアップします。ビタミンAで守りを、アリシンで攻めを強化しましょう！

**◎風邪対策には……**

・イカと玉ねぎ、ブロッコリーの塩麹スープ（ビタミンA×アリシン）
・βカロテンを含む食材を油と一緒に

## イカと玉ねぎ、ブロッコリーの塩麹スープ

（材料　２人分）

| | |
|---|---|
| イカ…………………… | 70g |
| 玉ねぎ………………… | 1/2 個 |
| ブロッコリー………… | 1/2 個 |
| 水……………………… | 600cc |
| 塩麹…………………… | 大さじ２ |
| 塩……………………… | 適量 |
| コショウ……………… | 適量 |
| ごま油………………… | 適量 |

（作り方）

①イカと下ゆでをしたブロッコリーは一口大に、玉ねぎはザク切りにし、軽く炒める。

②そこに水を加え火にかける。

③アクを取り、野菜に火が通ったら塩麹を加え塩コショウで味を整え、ごま油をたらして完成。

ビタミンAとアリシンのほか、免疫細胞の主原料となるタンパク質、免疫細胞の働きを高めるビタミンC、腸を整える乳酸菌（腸の健康は免疫力も左右します）も含んだレシピです。

## 「がんを防いでくれる食材はありますか？」

みなさん、わかっているとは思いますが、「これさえ食べていれば健康でいられる」という食材は、ありません。抗酸化野菜だって、同じ野菜を毎日食べるよりもいろいろな種類の抗酸化野菜を食べたほうがより効果的なように、バランスよくいろいろな栄養を摂ることがなにより大切です。

そのうえで、池谷家では必ず毎日食べている食材があります。それは、にんにくとブロッコリーです。ちなみにブロッコリーは、二匹の愛犬たちも食べています（ポンと投げると、器用にパクっとくわえるのがこれまた愛らしいのです）。

にんにくは、アメリカの国立がん研究所が発表した「デザイナーフーズ・ピラミッド」のトップに位置づけられた食材です。デザイナーフーズ・ピラミッドとは、がん予防効果が高い野菜や果物、香辛料を、効果の高い順にピラミッド型に表示したもの。そのなかでも最も効果が大きいとされたのが、にんにくなのです。少しずつでもいいので毎日食べたい食材です。

ブロッコリーも、デザイナーフーズ・ピラミッドの上位に位置しています。ブロッコリーのいいところは、抗酸化ビタミンやミネラル、酵素、ファイトケミカルが豊富で、トップクラスの栄養素密度（エネルギー当たりの栄養素の量）をもつことです。

なかでもがん予防効果が大きいのが、ファイトケミカルの一種の「スルフォラファン」です。強力な抗酸化作用、抗炎症作用をもつほか、有害物質を無毒化して体外に排出する「解毒酵素」の生成を促す働きもあります。

こうした作用から、皮膚がんの予防、膀胱がん誘因因子の抑制、乳がん予防、膀胱がん予防、ピロリ菌（胃炎や胃がんを引き起こす細菌）の抑制など、抗がん効果が次々と報告されています。

スルフォラファンは、とくに新芽のブロッコリー（ブロッコリースプラウト）に高濃度に含まれていますが（10～20倍と言われています）、生長したブロッコリーには水溶性食物繊維が豊富で、腹もちがいいというよさも。さっとゆでるだけでも食べられるので使い勝手もよく、食後の血糖値の急上昇を防ぐベジファーストで最初に食べる野菜としてもぴったりです。

また、がんのリスクを上げる要因のひとつに肥満がありますが、やせる食生活の基本はやっぱり糖質を控えること。でも、単に主食を減らすだけでは、ちょっと物足りなさが残ります。我慢するだけではストレスになるので、そういうときにもブロッコリーが活躍します。主食を減らした分、ブロッコリーで埋め合わせをするのです。

私は、ブロッコリーは毎日、ブロッコリースプラウトは週2~3回食べています。スルフォラファンによって生成された解毒酵素の働きは約3日間続くことがわかっているので、ブロッコリースプラウトは3日に1回程度がちょうどいいペースなのです。

ここまでは、がんを予防するために食べたい食材の話でしたが、逆に、多くの人がよく食べているもののなかに、がんの発症リスクを上げる食べものもあります。

ウインナーやハム、ベーコンといった加工肉は喫煙と同じくらい発がんリスクを高めることを、WHO（世界保健機構）が発表しています。「タバコと同じくらい」というのは驚きですが、加工肉を製造する過程で発がん性物質が生まれるそうです。タンパク質は、なるべく加工されていない肉、魚、豆類などから摂りましょう。

ところで、「うちはがん家系だから……」と心配されている方は多いですが、遺伝性のがんは全体の5％ほどです。残りの95％は生活習慣病と言われています。自律神経の乱れががんを引き起こすとは言いませんが、ストレスによる自律神経の乱れが免疫力の低下を呼び、そのことががんの発症につながることは大いにあり得ます。疲れているとき、ストレスがたまっているときには特に、抗ストレス作用のあるＤＨＡや抗酸化野菜、がん予防効果の高い食材を摂りましょう。

そして、交感神経が緊張するような行動を控え、自律神経を思いやることが、体のストレスを改善させ、免疫力アップやがん予防につながります。

**◎がん予防におすすめなのは……**

・蒸しブロッコリーのアンチョビガーリックソースがけ
・毎日のサラダやスープにブロッコリースプラウトをトッピング

## 蒸しブロッコリーの
## アンチョビガーリックソースがけ

（材料　２人分）

ブロッコリー…………　１株
にんにく………………　１片
アンチョビ（缶詰）…　３～４枚
オリーブオイル………　適宜
コショウ………………　適宜

（作り方）

①ブロッコリーを小房にわけ、耐熱容器に入れて電子レンジで温める（または、軽く下ゆでする）。
②フライパンにオリーブオイルを入れ、スライスしたにんにくを軽く炒め香りが出たらブロッコリーを加える。
③アンチョビを砕きながら加え、最後にコショウで味を整える。

## 「口内炎はビタミン不足が原因」は昔の話!?

口内炎ができると、地味にツラいですよね。口内炎を早く治したいとき、みなさんはどんなことをしていますか?

「ビタミンを摂る」という人は結構多いのではないでしょうか。たしかに、昔から「口内炎ができるのはビタミンが不足しているから」と言われます。「口内炎に」と謳っているサプリメントやドリンク剤も、主成分はビタミン(特にビタミンB群)です。

でも、これだけ食が豊かな現代社会で、そんなにビタミンが不足するでしょうか。そんなこと、ありませんよね。昔はビタミン不足から口内炎になる人が結構いたのかもしれませんが、いまは、よっぽど偏食でない限り、そういう人は少数派でしょう。

ビタミン不足よりも、胃腸が弱ったり食べすぎたりして胃酸過多になり、胃酸が逆流して口のなかが酸性に傾いているとか、鼻が悪くて口呼吸になって口のなかが乾燥しているといったことが、口内炎ができやすい環境を作っています。口のなかが酸性に傾いたり乾燥したりするときに、食べものがあたって傷がついたり、うっかり噛んだりすると、口内炎ができやすいのです。

たしかにビタミンB群は、三大栄養素の代謝にかかわっていたり、ドーパミンやノルアドレナリン、セロトニン、GABAなどの神経伝達物質の合成にかかわっていたり、皮膚や粘膜を守る作用が知られていたりと、いろいろな働きがあります。

だから積極的に摂ることはいいことだと思います。でも、もし口内炎ができやすいのだとしたら、原因は、前述したように別にあるでしょう。「口内炎にビタミンが効く」と書かれているのは、実はずいぶん昔の教科書にたったの一文あるだけなのです。

私の経験上は、口内炎ができたときにはブクブクうがいで口の中の細菌を減らすことが一番の近道だと思います。

# 第五章

# 自律神経を整える「香り」

## 香りは「感情の脳」をダイレクトに揺さぶる

最後に、香りと自律神経の話を少ししましょう。

疲れたときにいい香りを嗅ぐと、それだけで癒されますよね。あるいは、ホテルやデパートに一歩足を踏み入れた瞬間、フワッと漂う香りに、一気にリラックスした気持ちになることもあります。

きれいな景色を見たり、好きな音楽を聴いたりすることも心地いいものですが、香りは嗅いだ瞬間、本能的に直接的にリラックスできる気がしませんか？

腹式呼吸でゆっくりと息を吐くと自律神経が整うように、香りも、自律神経を整えてくれます。それは、五感のなかで「におい」の情報だけは伝わり方が違い、脳まで届くプロセスが短いからです。

視覚、聴覚、味覚、触覚の情報は、視神経や聴神経などの感覚神経を経由して、まず、脳の「視床」という部分に届きます。そこで中継され、次に大脳皮質にあるそれぞれの「感覚野」に届き、そこで感覚として認識されます。

一方、嗅覚情報だけは、2つのルートで脳に届きます。

香りを嗅ぐと、鼻の奥にある嗅上皮の「嗅細胞」がにおいの成分を感知します。嗅細胞は数千万個あると言われ、それぞれの嗅細胞の先端にある「嗅覚受容体」がにおいの成分をキャッチするのです。いわば〝においのセンサー〟のようなもの。

嗅覚受容体がにおい成分をキャッチすると、その情報が電気信号に変わって、嗅細胞から嗅神経に伝えられます。ここまでは同じです。

このあと、ひとつ目のルートでは、ほかの感覚情報と同じように視床を経由して大脳皮質の「嗅覚野」に届き、「どんなにおいなのか」が識別されます。

もうひとつは、嗅神経に伝達されたあと「大脳辺縁系」にダイレクトに伝わるルートです。大脳辺縁系というのは、「感情の脳」「情動能」と呼ばれるように、本能的な感情や記憶などを司る部分。記憶を司る「海馬」、恐怖、不安、悲しみ、喜びといった情動反応にかかわる「扁桃体」も、大脳辺縁系に位置しています。

あるにおいを嗅いだ瞬間に懐かしい気分になったり、すっかり忘れていた記憶がよみがえってその時の感情が急に湧きおこったりすること、ありますよね。それは、においの情報がダイレクトに大脳辺縁系の海馬や扁桃体に伝わるためです。大脳皮質を経ないで〝感情の脳〟にダイレクトに届くため、「どんなにおいなのか」を考える前に、「懐かしい！」「あの頃を思い出す！」といった感情がどっと溢れてくるのです。

また、においの情報が記憶を司る海馬を刺激するので、香りの刺激は認知症の予防にもいいと言われています。

なぜ、嗅覚情報だけはダイレクトに大脳辺縁系に伝わるのでしょう？　その理由は、まだはっきりとはわかっていません。ただ、においという情報は野生に生きる動物たちにとって、とても大切な情報です。

敵が近づいていないか、近くに食べられるものがないか、目の前のものが食べてもいいものかどうかなどを見極める、生きるか死ぬかに直結するような情報のため、嗅覚情報だけは伝わり方が違うのではないか、そう考えられています。

そして、大脳辺縁系に伝わったにおいの情報は、すぐ近くにある「視床下部」や

「下垂体」にまで届きます。ざっくりと言えば、視床下部は自律神経をコントロールするところ、下垂体は内分泌（ホルモン）をコントロールするところです。

においを嗅ぐと、その情報が視床下部にまで届くので、リラックスしたり、自律神経が整ったりするのです。

## 自律神経が整う香り

私たちが嗅ぎわけられるにおいは、数千種類にも及ぶと言われています。

では、自律神経を整えてくれるのはどんな香りでしょうか。

先ほど嗅覚受容体がにおいのセンサーのような役割をしていると紹介しましたが、においを識別するメカニズムがわかってきたのはかなり最近のことです。嗅覚受容体の遺伝子が発見されたのは１９９１年で、ほんの数十年前。そのため、どんな香りがどんな風に体に影響するのかという研究は、まだまだはじまったばかりなのですが、〝自律神経に効く香り〟もいくつかわかってきています。

そのひとつが、ラベンダーです。ラベンダーといえば、安らぐ香りの代表ですよね。おそらくみなさんのご想像どおりだと思いますが、ラベンダーの香りは交感神経の働きを抑えて、副交感神経を刺激します。まさに体をリラックスさせてくれる香りなのです。

ラベンダーの香りの主要成分は「リナロール」と「酢酸リナリル」です。セージの一種である「クラリセージ」や、オレンジの枝と葉から抽出した「プチグレン」もリナロールと酢酸リナリルが多く含まれているので、リラックス効果が高いと言われています。

ラベンダーとは逆に、交感神経を活性化するのがレモンやグレープフルーツといった柑橘系の香りに多く含まれる「リモネン」です。68ページの「テンションを上げたい朝」のところではグレープフルーツの皮に多く含まれる「ヌートカトン」という香り成分を紹介しましたが、リモネンにも交感神経を強めて副交感神経を弱め、アクティブモードに導く働きがあります。

ちなみに同じ柑橘類でも柚子の香りには、レモンやグレープフルーツに比べてリモネンが少なく、自律神経には逆に働くことが報告されています。つまり、ラベンダーと同じで、交感神経を抑えて副交感神経のほうを刺激し、心を落ち着かせてくれるのです。

身近なところでは、ブルーマウンテンコーヒーやグアテマラコーヒーの香りは、リラックス効果が報告されています。コーヒーのカフェインは交感神経を刺激しますが、これらのコーヒーの香りは脳をリラックスさせて副交感神経のほうに働くのです。だから、眠れない夜にコーヒーの香りだけ楽しめば安眠効果があるかもしれません。

ただし、香りの効果はその人の好みや記憶にも左右されると言われています。ラベンダーやグレープフルーツの香りが自律神経に与える影響は、どんな研究結果でもだいたい共通していますが、たとえばジャスミンの香りは人によって、研究によってばらつきがあるのです。

だから、香りを嗅いだときに「心地よい」と思うのか、シャキッとする感じがするのか、自分自身の直感もぜひ大切にしてください。

次のページでは、朝・昼・夜におすすめの香りを紹介します。

## 〈朝・昼・夜におすすめの香り〉

### ◎朝、ちょっとテンションを上げてくれる香り

朝のコーヒーもいいですが、好みの香りのハーブティーでテンションを上げて出かけるのもおすすめです。

・グレープフルーツ、レモン、オレンジスイート、マンダリン

なんと言っても朝にぴったりなのが柑橘系です。「リモネン」が交感神経を適度に刺激してくれます。

・ローズマリー

ローズマリーの香りも一時的に交感神経を刺激して体を活動的な状態にしてくれます。抗酸化作用や血行促進作用もあることから「若返りのハーブ」と呼ばれることも。ある研究では、認知症の患者さんに朝はローズマリーとレモンの精油（100％天然のもの。エッセンシャルオイルとも言う）、夜にラベンダーとスイートオレンジ

の精油で芳香浴を行ったところ、認知機能が改善したという結果も出ています。

### ◎昼、眠気を覚まし、気分転換にぴったりな香り

午前中の疲れを癒し、リフレッシュして午後を迎えたいときにおすすめの香りです。

・バジル

自律神経やホルモンの乱れを整え、気持ちを上向きにしたり、集中力を高めたりする作用があると言われます。リフレッシュにどうぞ。

・ペパーミント

スッキリした清涼感をもつ香り成分「メントール」には脳内でドーパミン（やる気を引き出す神経伝達物質）を増やす効果があると言われています。

・ギンコウ

血液循環を促すハーブとして知られています。脳の血流もよくなるので、集中力や記憶力を高める効果があり、仕事前にぴったりです。

### ◎夜、心を落ち着けて眠りに導く香り

ハーブティーとして飲む、精油をハンカチやティッシュに数滴たらして香りを楽しむほか、お風呂に入るときに精油を数滴加えてもリラックス効果が高まります。

・ラベンダー、クラリセージ、プチグレン

安眠効果のある成分「リナロール」と「酢酸リナリル」を含んでいます。

・カモミール

リラックス効果と安眠効果があると言われ、カモミールティーを飲むことで寝つきがよくなったという報告もあります。

・リンデン（ボダイジュ）

リンデンの花のティー（リンデンフラワーティー）は、「グッドナイトティー」と呼ばれ、ストレスをやわらげ心を落ち着かせてくれます。

・セントジョーンズワート（セイヨウオトギリソウ）

脳内でセロトニンを増やす作用があるといわれ、うつや不安、不眠への効果が注目されています。欧米では、暗く沈んだ心に光を灯すという意味で「サンシャイン・サプリメント」とも呼ばれています。

# おわりに

呼吸は、「無意識と意識の世界をつなぐ窓」と呼ばれます。

私たちの体は、無意識に体内を調節する自律神経と意識的に脳の刺激を体の隅々に伝える体性神経によってコントロールされています。呼吸は通常、自律神経によって無意識にコントロールされていて、交感神経が優位になれば浅く早くなり、副交感神経が優位になると深くゆっくりとなります。

ところが、呼吸は自分の意思によっても自由に変化させることができます。つまり、体性神経によっても自由にコントロールすることができるわけです。

呼吸は「自律神経を調整できる唯一の鍵」とも言われてきました。無意識のうちにコントロールされている呼吸の状態を意識的に変化させることによって、自律神経のバランスを操作することができるからです。

緊張したときにするといいとされている深呼吸は、高まった交感神経を鎮めて副交感神経を優位にし、ドキドキや興奮を抑えようとする理にかなった方法なのです。

自律神経は血管の収縮と拡張、さらに心臓の収縮力や心拍数を調整することで血流や血圧を調節する〝血液循環の司令塔〟です。脳卒中や心筋梗塞、大動脈疾患といった血管事故を防ぐためにも、自律神経の乱れを改善することはとても大切です。

さらに、糖尿病から認知症、がんに至るまで、多くの病気が自律神経と深くかかわっていることも知られるようになってきました。そして、その必要性の高まりに応じて、自律神経の整え方にも音楽や香りといった環境作りから運動や睡眠まで、さまざまなバリエーションが生まれてきました。

そのなかでも特に〝食事〟は、毎日の生活習慣であり、〝健康作りの要〟です。日々の食事を楽しみながら自律神経を整えれば、若々しく健康寿命を延ばして生きることができることでしょう。みなさんもこの本を参考にして、楽しく元気に毎日をすごしてください。

2018年4月　池谷敏郎

【参考文献】
・『オールガイド食品成分表　２０１７』（実教出版株式会社）
・『新ビジュアル食品成分表』（「新しい食生活を考える会」大修館書店）
・『日本食品成分表　２０１７　七訂』（医師薬出版）
・『日本人はどんな食品から食塩をとっているか？』（国立研究開発法人　医薬基盤・健康・栄養研究所　２０１７年）
・石見佳子・東泉裕子『腸内細菌が作り出す大豆イソフラボン代謝産物の有用性と安全性　エクオールの可能性』（『化学と生物』51巻〈２０１３年〉２号）
・鈴木一博等『交感神経による免疫の日内変動の仕組みを解明』（Ｒｅｓｅａｒｃｈ ａｔ Ｏｓａｋａ Ｕｎｉｖｅｒｓｉｔｙ　２０１６年）
・吉田聡子・佐伯由香『香りが自律神経系に及ぼす影響』（日本看護研究学会雑誌23巻〈２０００〉４号）
・永井克也『香りと自律神経』（Ｊｏｕｒｎａｌ ｏｆ Ｊａｐａｎｅｓｅ Ｓｏｃｉｅｔｙ ｏｆ Ａｒｏｍａｔｈｅｒａｐｙ　７巻〈２００８年〉１号）

**池谷敏郎（いけたに・としろう）**
1962年生まれ。東京医科大学医学部卒業後、同大学病院第二内科に入局。1997年、池谷医院理事長兼医院長に就任。テレビや雑誌、新聞、講演など多方面で活躍中。主な著書は『血管を強くして突然死を防ぐ！』（PHP研究所）、『かくれ高血糖が体を壊す』『老けない血管になる腸内フローラの育て方』（青春出版社）、『「血管を鍛える」と超健康になる！』『体内の「炎症」を抑えると、病気にならない！』（三笠書房）など。

STAFF

構　成　橋口佐紀子

編　集　荒井風野（SUPER MIX）
編集アシスタント　佐藤美樹（SUPER MIX）
Book Design　市原シゲユキ（SUPER MIX）

企画・プロデュース　成澤景子（SUPER MIX）

# 自律神経《じりつしんけい》を整《ととの》える「医者《いしゃ》の自分《じぶん》ごはん」超実践版《ちょうじっせんばん》

2018年4月17日　第1刷発行

著　者　　池谷敏郎《いけたにとしろう》

発 行 者　　川端下 誠／峰岸延也
編集発行　　株式会社 講談社ビーシー
〒112-0013　東京都文京区音羽1-2-2
電話 03-3943-6559（書籍出版部）
発売発行　　株式会社 講談社
〒112-8001　東京都文京区音羽2-12-21
電話 03-5395-4415（販売）
電話 03-5395-3615（業務）

印　刷　　豊国印刷株式会社
製 本 所　　牧製本印刷株式会社



ISBN978-4-06-220847-5 